예쁜
허리
라인
만들기

이 책에서 소개하는 트레이닝은 효과에 개인차가 있으며 반드시 효과를 보증하지는 않습니다. 또한 지병이나 몸에 불편한 곳이 있는 분은 반드시 전문의와 상담 후에 트레이닝을 실시하기 바랍니다. 본사는 이 책으로 인한 어떤 사고도 일체 책임지지 않습니다.

집에서도
쉽게 따라 하는

예쁜
허리
라인
만들기

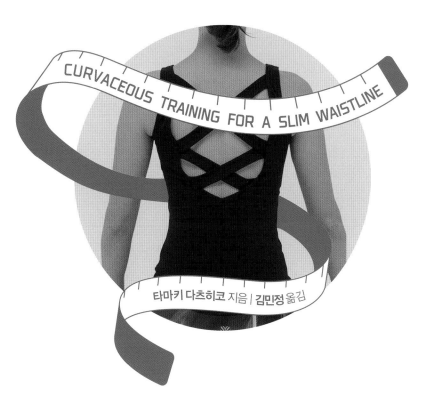

CURVACEOUS TRAINING FOR A SLIM WAISTLINE

타마키 다츠히코 지음 | 김민정 옮김

센시오

당신은 어떤 몸매를 갖고 싶나요?
예쁜 허리라인으로 만드는
하루 딱 10분 운동법

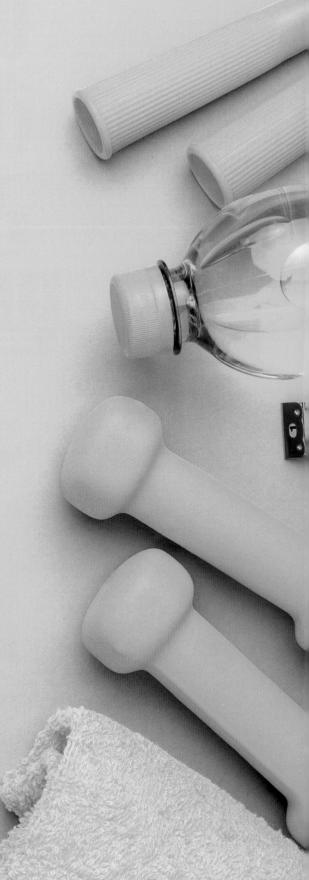

당신이 이 책을 집어든 이유는 어쩌면 자신의 몸매가 마음에 들지 않아서일지도 모르겠습니다.

이 책을 쓴 저자는 유명 아나운서와 연예인을 비롯해 수많은 여성들의 다이어트를 성공시켜주는 것은 물론, 아름다운 몸매까지 완성해주는 것으로 잘 알려진 퍼스널 트레이너입니다. 많은 여성들에게 인기를 얻고 있는 저자가 이 책에서 목표하는 몸만들기는 '곡선미가 살아있는 허리라인 만들기'입니다. 잘록해야 할 허리는 잘록하게, 탄탄해야 할 엉덩이와 허벅지는 탄탄하게 만들어 여성스러운 몸매를 만들어주고자 합니다.

많은 사람들이 근육 트레이닝이라고 하면 복근이나 스쿼트를 떠올리는데, 사실 남성미를 살린 몸만들기가 목적이냐, 여성미를 살린 몸만들기가 목적이냐에 따라 트레이닝의 내용은 완전히 달라집니다.

허리라인을 살리는 트레이닝법은 여성의 곡선미에 특화되어 있기 때문에 열심히 하면 그동안 꿈꿔오기만 했던 몸을 현실에서 만들 수 있습니다. 이 책은 예쁜 허리라인을 만드는 포인트와 구체적인 트레이닝 프로그램을 근육 트레이닝과 식사법으로 나눠 소개하고 있습니다.

처음 2주일 동안은 엉덩이·허벅지, 등, 복부를 만들기 위한 기본 프로그램을 실천하면 됩니다. 그렇게만 운동해도 몸이 변화되는 것을 직접 느낄 수 있을 것입니다. 2주 후에는 보다 강도를 높인 근육 트레이닝을 진행해보세요. 난이도가 있는 트레이닝이 절대 아니므로 꾸준히 잘 따라 하기만 한다면 예쁜 허리라인을 가질 수 있게 될 것입니다

contents

PART 1

예쁜 허리라인 만들어주는 기본운동

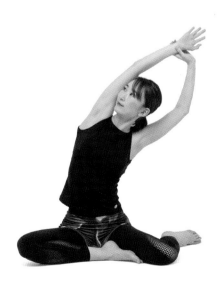

PART 2

예쁜 허리라인 만들어주는 강화운동

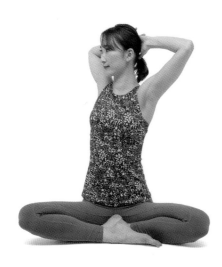

PART **3**

고민되는 부위별 예쁜 라인
만들어주는 플러스 운동

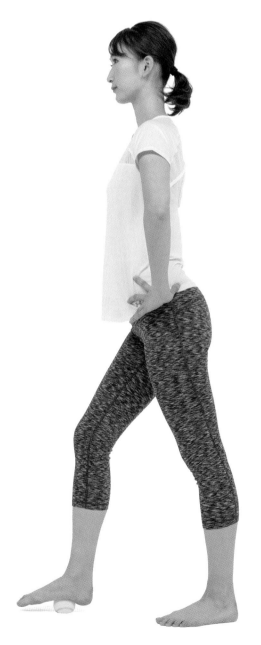

예쁜 허리라인 만드는 근육 트레이닝 3가지 포인트

예쁜 허리라인을 만드는 트레이닝의 목표이자 특징은 여성스러운 곡선미를 만드는 것이다. 단순히 탄탄하고 울퉁불퉁한 근육을 만드는 것이 아니라 S라인을 만들기 위한 따라 하기 쉬운 포인트를 소개한다.

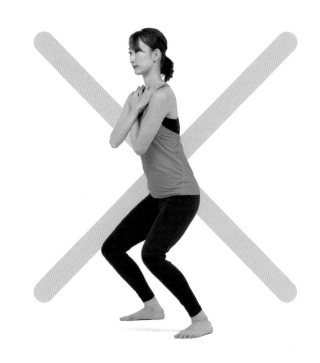

1 근육 트레이닝 포인트
스쿼트는 하지 않는다

근육 트레이닝이라고 하면 가장 먼저 떠오르는 것이 무엇인가? 아마 '스쿼트'일 것이다. 스쿼트는 많은 이들이 잘 알고 있듯이 허벅지가 무릎과 수평이 될 때까지 앉았다 섰다를 반복하는 하체운동이다. 엉덩이에서 허벅지에 이르는 하체근육을 단련하는 데 최고의 운동일 뿐만 아니라, 큰 근육까지 단련할 수 있어서 기초대사량을 늘리는 운동으로 알려져 있다. 하지만 집에서 올바른 자세로 스쿼트를 하는 사람은 거의 없다. 사실 스쿼트는 근육 트레이닝 중에서도 정확한 자세로 하기가 가장 어려운 운동이다. 잘못된 자세로 스쿼트를 하면 허리에 부담이 가거나 앞벅지가 불룩 튀어나올 수 있다. 스쿼트는 운동 초보자가 집에서 하기에 적당한 운동은 아니다.

올바른 자세가
어렵다.

앞벅지가
불룩불룩!

2 근육 트레이닝 포인트

근육 트레이닝 전후에
스트레칭을 끼워 넣는다

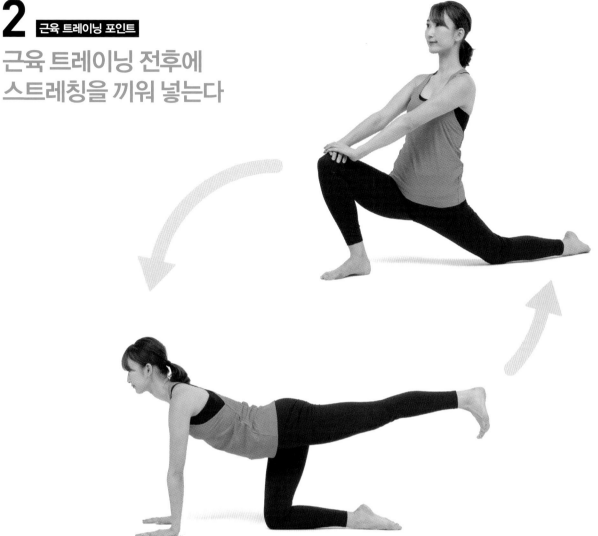

OK

사용하는
근육을
의식할 수 있다.

OK

탄탄하게
만들고 싶은 근육을
집중 공략.

OK

근육 트레이닝을 하고 난 후에는
사용한 근육 주변을 풀어주어
탄력 있는 몸을 만든다.

여자는 남자보다 지방이 많기 때문에 운동할 때 단련하고자 하는 근육을 의식하기가 쉽지 않다. 하지만 제대로 의식하지 않은 채 몸만 움직이면 근육 트레이닝 효과가 반감한다. 그래서 예쁜 허리라인을 만드는 트레이닝을 할 때는 운동을 하기 전후에 꼭 스트레칭을 해야 한다. 근육 트레이닝을 하기 전의 스트레칭은 공략하려는 근육을 깨우는 것이 목적이다. 단련하려는 근육을 이완시켜 움직일 수 있는 범위를 넓힘으로써 스스로 몸과 마음에 '목표는 바로 이 근육이야'라는 사실을 각인하는 것이다. 그런 다음 메인 근육 트레이닝에 들어가면 공략하려는 근육이 어떻게 움직이는지를 의식하면서 운동하게 되므로 운동효과가 상승한다. 근육 트레이닝을 마친 후에 하는 스트레칭에서는 근육을 풀어주어 부드럽게 만든다. 공략했던 근육 주변도 함께 풀어주므로 탄력 있는 몸을 만드는 데도 효과적이다.

3 근육 트레이닝 포인트

바깥쪽 근육은
단련하지 않는다

여성을 위한 근육 트레이닝

남성을 위한 근육 트레이닝

허리 주변을 탄탄하게!

안벅지를 탄탄하게!

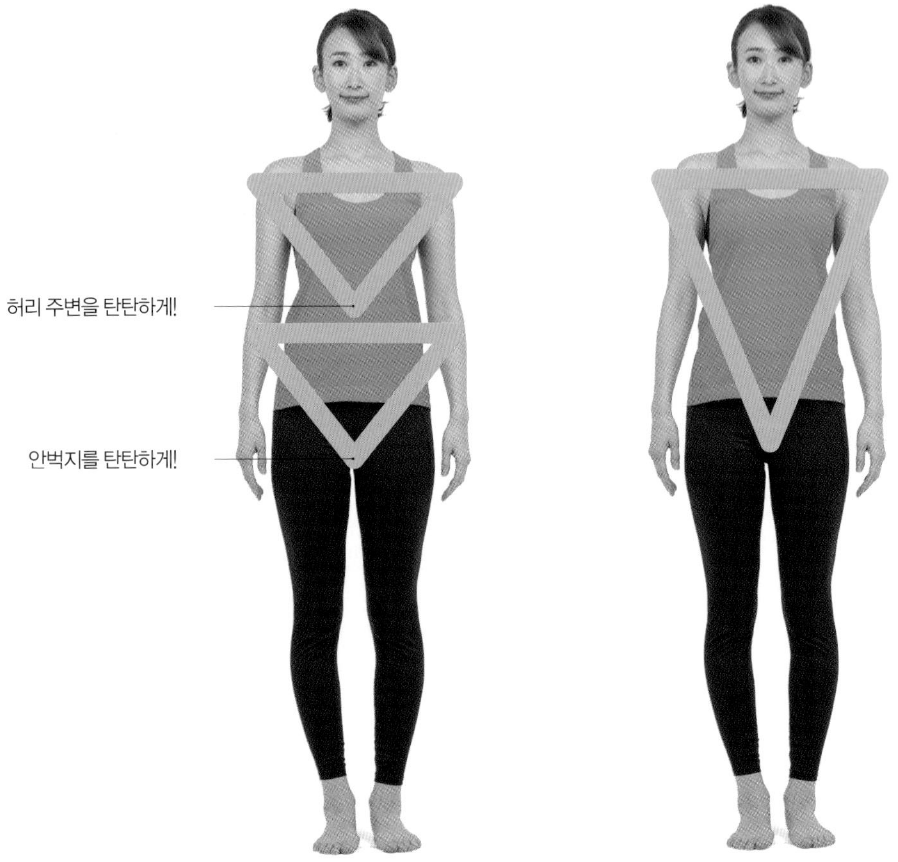

OK

부드러운 곡선을
만든다.

NG

울퉁불퉁한
근육질 몸으로!

예쁜 허리라인을 만드는 트레이닝의 목표는 남성과 같은 역삼각형의 울퉁불퉁 근육질 몸을 만드는 것이 아니다. 남성을 위한 근육 트레이닝은 바깥쪽(어깨, 등 표면, 팔) 근육도 단련시키지만, 예쁜 허리라인을 만드는 트레이닝의 목표는 곡선이 살아 있으면서도 탄탄해야 할 곳은 탄탄하게 만드는 것이다. 따라서 안쪽 근육, 그리고 탄탄하게 만들고 싶은 부분의 근육만 단련한다. 쉽게 말해 위의 그림처럼 역삼각형 두 개를 얹어놓은 모양을 떠올리면 된다.

예쁜 허리라인을 만드는 트레이닝의 목표는 허리 주변의 곡선을 살리고 안벅지는 탄탄한 상태로 만드는 것이다. 즉 단련해야 하는 근육은 엉덩이(대둔근)와 안벅지(내전근), 복부(복근), 그리고 아름다운 자세를 유지하는 등(광배근)이다. 이 부위의 근육들을 트레이닝하면 주변에 있는 근육도 알맞게 트레이닝되기 때문에 이 부분만 단련해도 충분하다.

근육 트레이닝 6가지 포인트 총정리

POINT
1 스쿼트는
하지 않는다

올바른 자세로 하기 어렵기 때문에 기초 트레이닝에서는 스쿼트를 하지 않는다. 잘못된 자세로 하면 예쁜 허리라인은커녕 원하지 않는 부위에 근육이 붙을 수 있다. 근육을 의식하면서 몸을 쓸 수 있게 되면 그때 스쿼트를 함께 해도 충분하다.

POINT
2 근육 트레이닝
전후 스트레칭을
끼워 넣는다

근육 트레이닝 전후에 스트레칭하여 근육이 있는 위치를 몸과 머리가 기억하게 한다. 또한 공략하는 근육을 의식하면서 트레이닝을 한 다음에는 스트레칭을 통해 근육을 부드럽고 유연한 상태로 만든다. 주변을 풀어주어야 탄력 있는 몸을 만들 수 있다.

POINT
3 바깥쪽 근육은
단련하지 않는다

바깥쪽 근육을 단련한 남성들의 울퉁불퉁 근육질 몸은 NG.

POINT
4 호흡의 원칙은
'힘을 줄 때
내쉰다'

호흡을 멈추면 근육이 경직되어 효과가 반감한다. 스트레칭에서는 근육을 늘려줄 때, 근육 트레이닝에서는 힘을 줄 때 숨을 내쉰다. 반대로 힘을 뺄 때는 숨을 들이마신다. 숨을 내쉬면 복근이 수축되고 몸통이 고정되어 온몸에 힘이 쉽게 전달되기 때문이다.

POINT
5 주 3회에서부터
시작하자

근육 트레이닝은 매일 하는 것이 이상적이지만 그러기가 어렵다면 일주일 중에 월, 수, 금 3일씩이라도 시작해보자. 이 습관이 몸에 붙으면 서서히 빈도를 늘려가도 힘들지 않게 운동할 수 있다. 운동하기 힘든 날에는 난이도가 낮은 종목만 해도 괜찮다.

POINT
6 2주일 동안
도전해보는
것으로 시작

첫 시작은 2주일 동안 공략하려는 근육의 트레이닝을 꾸준히 해본다. 2주일만 해도 스스로 몸의 변화를 느낄 수 있을 것이다. 변화가 느껴지면 운동을 위한 동기를 유지하는 데도 효과적이다. 단, 잘못된 자세로 운동하며 효과를 얻을 수 없다. 횟수보다는 올바른 자세로 하고 있는지가 더 중요하다.

예쁜 허리라인 만드는 식사법 4가지 포인트

불필요한 지방을 제거하고 싶다면 근육 트레이닝만으로는 부족하다. 이때 필요한 것이 식사법이다. 식사법을 위한 핵심 포인트를 알아보고, 근육 트레이닝과 함께 실천하자.

1 식사법 포인트

하루 세 끼 식사를 칼로리와 함께 기록한다

예쁜 허리라인 만들기에 가장 중요한 것은 내가 매일 어떤 음식을 먹고 있는지 아는 것이다. 사람의 기억은 불확실해서 언제 무엇을 먹었는지 의외로 잘 기억하지 못한다. 일하는 도중에 먹은 과자나 간식은 전혀 기억이 안 날 때도 많다. 따라서 자신이 무엇을 먹었는지 기억해두면 다음에는 얼마나 과식했는지, 영양 밸런스는 맞는지 체크할 수 있다.

그렇다면 어떻게 기억해야 할까? 방법은 간단하다. 자신이 먹은 음식을 사진으로 찍어두는 것이다. 물론 공책에 메모를 남기거나 컴퓨터, 혹은 앱을 사용해도 좋고, SNS에 올려도 좋다. 우선은 평일 중에 3일, 그리고 토요일과 일요일에 먹은 것을 기록으로 남겨보자.

5일간의 기록이 쌓이면 칼로리, 단백질, 탄수화물의 양을 계산하면 좋지만, 쉽지 않을 수도 있다. 그럴 때는 앱이나 인터넷의 도움을 받아보자. 내가 자주 먹는 식재료의 100kcal가 어느 정도인지를 알아두면 편리하다.

예를 들어 밥은 가볍게 반 공기, 식빵은 한 봉지 중 한 장, 버터는 한 큰 술, 달걀은 한 개 반, 마요네즈는 한 큰 술이 대략 100kcal에 해당한다. 이를 바탕으로 계산해보면 토스트에 버터를 바르면 200kcal, 에그 샌드위치는 300kcal가 된다는 걸 알 수 있다.

여기까지가 식사법을 위한 사전준비다. 이처럼 객관적으로 자신이 평소에 먹고 있는 음식의 분량을 알아보면 무엇이 얼마나 부족한지, 무엇을 과다하게 먹었는지 알 수 있다.

예를 들어 왼쪽 사진을 보면 탄탄면, 햄버거, 카레를 먹었을 때 칼로리가 높아진다는 것을 알 수 있다. 이 음식들은 탄수화물 함량이 많기 때문에 그만큼 칼로리도 늘어나는 것이다. 하지만 칼로리가 높다고 해서 좋아하는 음식들을 전혀 먹지 않는다면 먹는 즐거움까지 사라져버릴 것이다. 그럴 때는 하루에 한 번만 먹는다거나 그 음식을 먹기 전후의 칼로리를 조절하면 된다.

자, 이제 오늘부터 5일 동안 어떤 음식을 먹었는지 기록해보자.

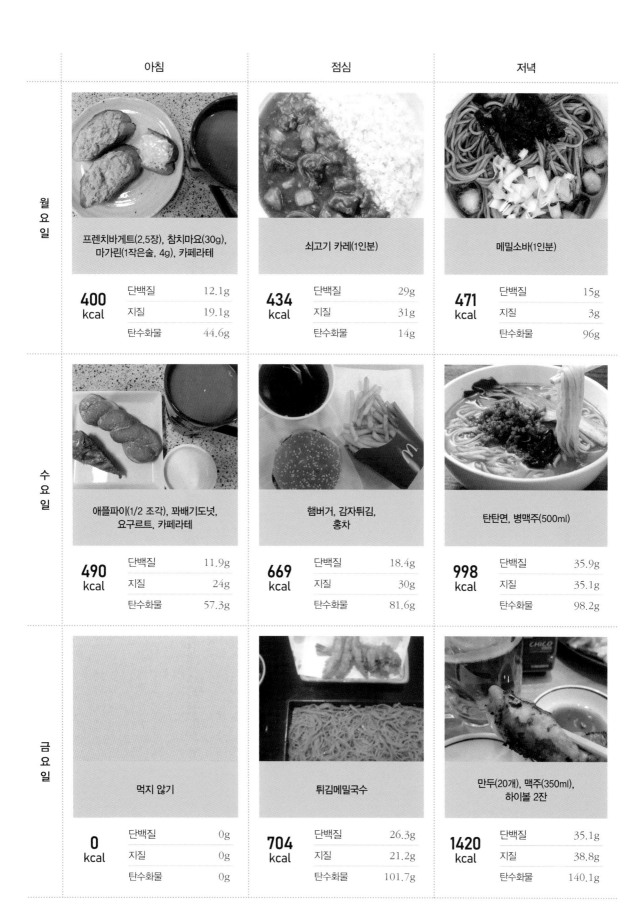

	아침	점심	저녁
월요일	프렌치바게트(2.5장), 참치마요(30g), 마가린(1작은술, 4g), 카페라테 **400** kcal 단백질 12.1g 지질 19.1g 탄수화물 44.6g	쇠고기 카레(1인분) **434** kcal 단백질 29g 지질 31g 탄수화물 14g	메밀소바(1인분) **471** kcal 단백질 15g 지질 3g 탄수화물 96g
수요일	애플파이(1/2 조각), 꽈배기도넛, 요구르트, 카페라테 **490** kcal 단백질 11.9g 지질 24g 탄수화물 57.3g	햄버거, 감자튀김, 홍차 **669** kcal 단백질 18.4g 지질 30g 탄수화물 81.6g	탄탄면, 병맥주(500ml) **998** kcal 단백질 35.9g 지질 35.1g 탄수화물 98.2g
금요일	먹지 않기 **0** kcal 단백질 0g 지질 0g 탄수화물 0g	튀김메밀국수 **704** kcal 단백질 26.3g 지질 21.2g 탄수화물 101.7g	만두(20개), 맥주(350ml), 하이볼 2잔 **1420** kcal 단백질 35.1g 지질 38.8g 탄수화물 140.1g

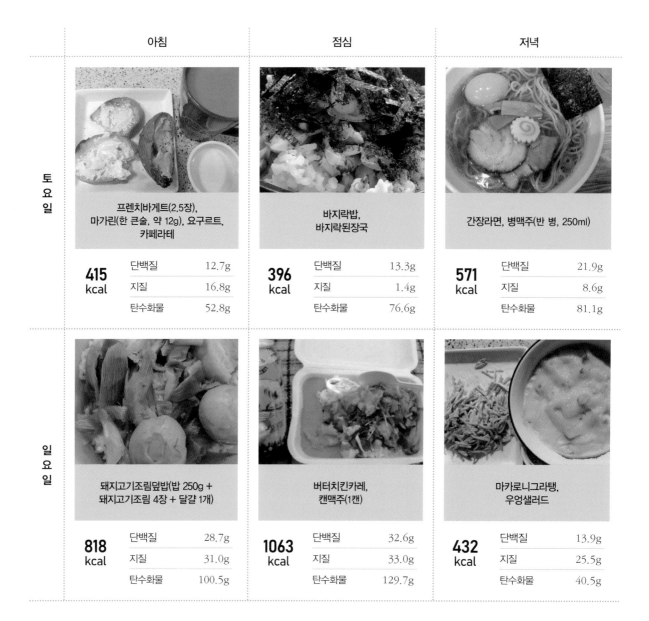

	아침	점심	저녁
토요일	프렌치바게트(2.5장), 마가린(한 큰술, 약 12g), 요구르트, 카페라테	바지락밥, 바지락된장국	간장라면, 병맥주(반 병, 250ml)
	415 kcal 단백질 12.7g / 지질 16.8g / 탄수화물 52.8g	**396** kcal 단백질 13.3g / 지질 1.4g / 탄수화물 76.6g	**571** kcal 단백질 21.9g / 지질 8.6g / 탄수화물 81.1g
일요일	돼지고기조림덮밥(밥 250g + 돼지고기조림 4장 + 달걀 1개)	버터치킨카레, 캔맥주(1캔)	마카로니그라탱, 우엉샐러드
	818 kcal 단백질 28.7g / 지질 31.0g / 탄수화물 100.5g	**1063** kcal 단백질 32.6g / 지질 33.0g / 탄수화물 129.7g	**432** kcal 단백질 13.9g / 지질 25.5g / 탄수화물 40.5g

POINT

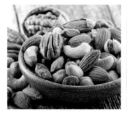
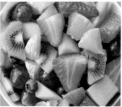

다이어트 식단을 고려할 때 이 두가지를 기억하자. 가장 중요한 것은 '무엇을 먹을 것인가'와 그것을 '얼마나 먹을 것인가'다. 위 식단을 참고로 이 두가지를 잘 신경쓰고 관리한다면 다이어트는 성공할 수 밖에 없다. 또 한가지, 굶는 다이어트는 더 이상 효과가 없다. 오히려 단백질을 많이 섭취하기 위해 식사와 식사 중간에 간식을 넣어 하루에 다섯 번 먹는 것이 좋다.

2 식사법 포인트 하루섭취 칼로리는 1,400~1,500kcal가 목표

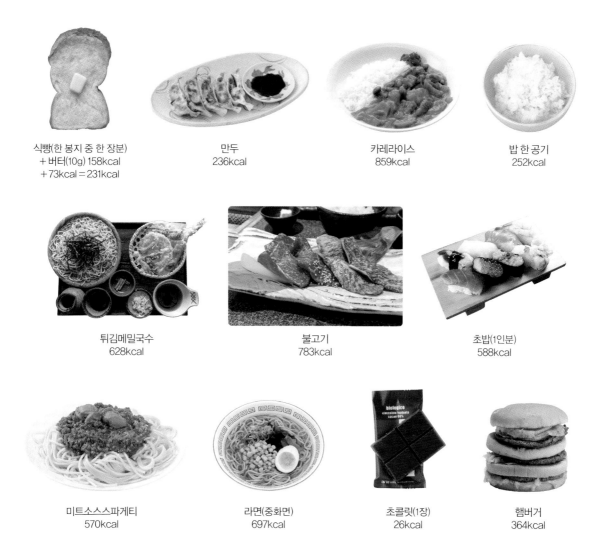

식빵(한 봉지 중 한 장분)
+ 버터(10g) 158kcal
+ 73kcal = 231kcal

만두
236kcal

카레라이스
859kcal

밥 한 공기
252kcal

튀김메밀국수
628kcal

불고기
783kcal

초밥(1인분)
588kcal

미트소스스파게티
570kcal

라면(중화면)
697kcal

초콜릿(1장)
26kcal

햄버거
364kcal

예쁜 허리라인 만드는 식사법은 하루섭취 칼로리를 1,400~1,500kcal로 설정한다. 이 기준치를 목표삼아 하루 세끼와 간식을 먹으면 되는데, 이상적인 식사 스케줄은 7시 30분 아침식사, 오전 10시 간식, 12시 30분 점심, 오후 3시 간식, 저녁 7시 저녁식사다. 여기서 말하는 간식은 아침, 점심, 저녁식사에서 섭취할 수 없었던 영양소를 보충하는 개념으로, 과자류와 같은 간식은 포함되지 않는다. 식사와 식사 중간에 간식을 넣어 먹는 횟수를 늘린 것은 공복 시에 코르티솔이라는 호르몬이 분비되면 단백질을 분해해버리기 때문에 공복이 되는 시간대를 만들지 않도록 하기 위해서다. 칼로리와 영양 밸런스 자체는 하루 동안 먹은 것을 합산하면 되므로 식사 때마다 너무 예민하게 계산하지 않아도 된다.

칼로리 양은 음식에 들어간 재료와
요리를 만든 음식점에 따라
조금씩 차이가 날 수 있다.

설정한 칼로리는 어디까지나
참고 기준이며, 신장, 체중, 활동량에 따라
달라질 수 있다.

3 식사법 포인트 영양 밸런스는 100 · 70 · 40

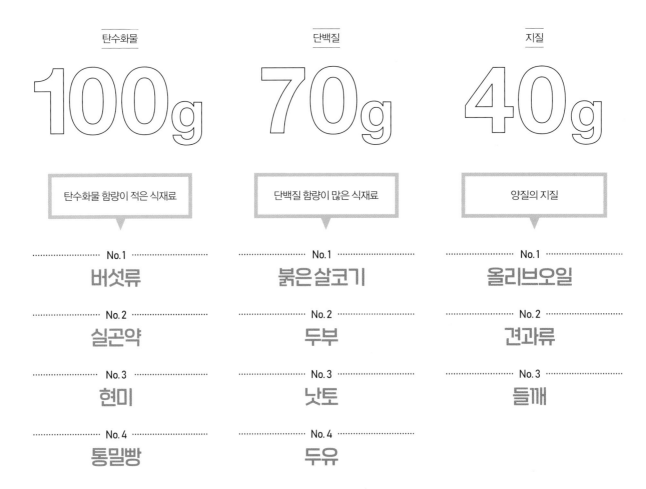

탄수화물	단백질	지질
100g	**70g**	**40g**
탄수화물 함량이 적은 식재료	단백질 함량이 많은 식재료	양질의 지질
No. 1 버섯류	No. 1 붉은살코기	No. 1 올리브오일
No. 2 실곤약	No. 2 두부	No. 2 견과류
No. 3 현미	No. 3 낫토	No. 3 들깨
No. 4 통밀빵	No. 4 두유	

지나치게 칼로리에 신경쓰면 오히려 영양 밸런스가 무너지는 일이 생기기도 한다. 중요한 것은 3대 영양소인 탄수화물, 단백질, 지질을 균형 있게 섭취하는 것이다. 특히 근육을 비롯한 몸의 모든 조직을 이루는 재료가 되는 단백질은 근육 트레이닝을 할 때 가장 중요한 영양소다. 예쁜 허리라인 만드는 식사법에서는 하루에 필요한 3대 영양소의 양을 탄수화물 100g, 단백질 70g, 지질 40g으로 표준보다 단백질량을 높게 설정하고 있다. 탄수화물과 지질은 적게, 단백질은 고기, 생선, 대두식품, 유제품 등 다양한 식품을 통해 균형 있게 섭취할 것을 권장한다. 지질은 항상 몸에 안 좋은 것이라는 인식이 있는데, 지질이 부족하면 피부가 거칠어질 수 있기 때문에 올리브오일과 같은 식품을 통해 적절하게 섭취하도록 한다. 소금누룩, 레몬, 소금, 또는 맛간장과 섞은 드레싱도 지질의 훌륭한 공급원이 될 수 있다.

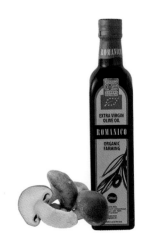

4 식사법 포인트
비타민은 날로 먹는
콜리플라워가 최고

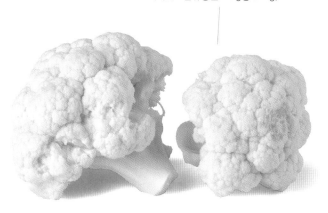

콜리플라워의
비타민C 함유량은 100g당 81mg.

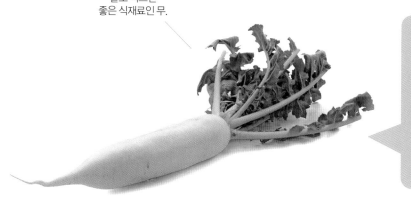

날로 먹으면
좋은 식재료인 무.

무에 함유된 비타민C는 열에 약하므로 강판에 갈아서 먹으면 영양소 손실을 막을 수 있다. 강판에 갈은 무는 생선과 같이 먹거나, 갈은 무를 폰즈소스로 양념하여 먹기도 하며, 갈지 않은 무는 샐러드, 즉석절임, 조부침으로 만들어 먹어도 좋다. 채소를 가열할 때는 전자레인지로 가열하거나 찌면 비타민 손실을 줄일 수 있다.

근육을 구성하는 재료가 단백질이지만 단백질만으로 근육이 만들어지는 것은 아니다. 근육을 만들려면 단백질뿐만 아니라 단백질합성을 돕는 성분이 반드시 필요하다. 그중에서도 비타민C는 근육의 구성성분인 콜라겐을 생성하는 데 반드시 필요한 영양소다. 또한 피부미용, 항산화작용 등 여성에게 도움을 주는 기능도 가지고 있다. 비타민C는 채소나 과일에 많이 함유되어 있는데, 특히 비타민C를 많이 함유하고 있는 식품이 콜리플라워이다. 콜리플라워의 비타민C 함유량은 100g당 81mg으로 양배추의 약 2배이며 딸기나 귤보다도 많다. 데쳐 먹으면 비타민C 함유량이 100g당 53mg으로 약 60% 정도 된다. 날로 먹는 것이 비타민C 손실을 막아주기 때문에 훨씬 효율적이다. 얇게 슬라이스해서 샐러드에 넣어 먹는 것도 좋은 방법이다.

하루 필요량을
거의 충족.

날로 먹어야
섭취하기가 수월하다.

식사법 5가지 포인트 총정리

POINT 1 하루 섭취 칼로리는 1,400~1,500 kcal를 목표로!

하루에 목표로 하는 섭취 칼로리는 1,400~1,500kcal이다. 공복이 되는 시간대가 생기면 충동적으로 높은 열량의 칼로리 간식을 먹어 예쁜 허리라인 만들기에 실패할 수 있다. 그러지 않도록 식사 중간에 간식을 먹어가면서 목표치를 맞추도록 한다. 잘 먹는 메뉴의 칼로리를 기억해두면 대략적인 칼로리를 계산하는 데 도움이 된다.

POINT 2 영양 밸런스는 100 · 70 · 40

지나치게 칼로리에 신경쓰기보다 3대 영양소인 탄수화물, 단백질, 지질을 골고루 섭취하는 것이 좋다. 지질은 적게, 단백질은 고기, 생선, 대두식품, 유제품 등 다양한 식품을 통해 균형 있게 섭취한다. 지질이 부족하면 피부가 거칠거칠해지는데, 올리브오일은 지질의 좋은 공급원이 될 수 있다.

POINT 3 비타민의 훌륭한 공급원 콜리플라워

근육을 만드는 데 반드시 필요한 것이 비타민C다. 콜리플라워의 비타민C 함유량은 양배추의 약 2배로 딸기나 귤보다 많다. 얇게 슬라이스해서 샐러드에 넣어 먹어보자. 데쳐 먹으면 비타민C 함유량이 줄어들므로 날로 먹어 비타민C 손실을 줄여 섭취하도록 하자.

POINT 4 식사와 식사 중간에 간식을 넣어 먹는 횟수를 늘린다

굶는 다이어트는 더 이상 효과가 없다. 오히려 단백질을 많이 섭취하기 위해 식사와 식사 중간에 간식을 넣어 하루에 다섯 번 먹을 것을 권장한다. 간식으로는 프로틴바, 바나나, 견과류 등 단백질을 많이 함유하고 있는 식품이 좋다. 간식을 과자나 달콤한 디저트가 아닌 '보충식'으로 바꾸면 쉽게 이해할 수 있다. 적극적으로 간식을 섭취하도록 한다.

POINT 5 근육 트레이닝 후에는 단백질 섭취하기

근육 트레이닝 후 30분 이내에 단백질을 섭취하면 효율적으로 근육을 만들 수 있다. 이런 이유 때문에 이 30분간을 '골든타임'이라고 부르기도 한다. 근육 트레이닝을 한 다음에는 단백질이나 삶은 달걀, 우유, 요구르트와 같은 단백질을 섭취하면 좋다. 근육을 복구하고 피로를 회복하는 데도 도움을 주기 때문이다.

PART 1

예쁜 허리라인
만들어주는 기본운동

엉덩이와 허벅지, 등, 복부의 세 부위로 나눠 근육 트레이닝을 한다. 각 부위는 2주일씩 트레이닝을 한 다음, 다음 부위로 넘어간다. 가장 이상적인 것은 하루의 기초대사량을 높이기 위해 아침에 일어나자마자 곧바로 트레이닝을 하는 것이지만, 무엇보다 중요한 것은 꾸준하게 지속하는 것이다. 피곤한 날은 난이도 10%에 해당하는 운동만 실천해도 괜찮다. 각자 리듬에 맞게 실천하자.

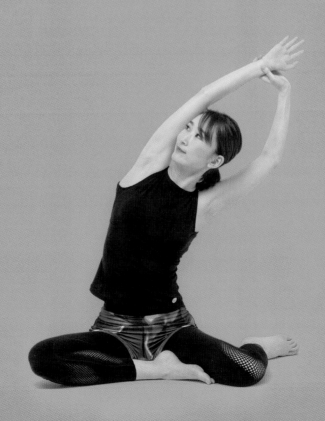

스트레칭 | 엉덩이·고관절 운동 20초×1세트

굵은 다리 슬림하게

엉덩이와 고관절 주변의 근육을 동시에 풀어주는 스트레칭으로 다음에 할 근육 트레이닝의 효과를 높여준다. 몸이 뻣뻣한 사람은 다리를 벌리는 폭을 작게 해서 시작하면 좀 더 쉽게 스트레칭할 수 있다.

POINT

일상생활에서 사용하는 근육

엉덩이근육(대둔근)은 우리 몸에서도 큰 근육에 해당하는데, 일상생활에서 그다지 기능적으로 쓰이지는 않는다. 특히 등이 굽거나, 허리가 젖혀졌거나, 상체가 앞으로 기울어지거나 안짱다리인 사람은 앞벅지근육(대퇴사두근)과 정강이근육(전경골근)만 쓰기 때문에 다리가 굵어질 수밖에 없다.

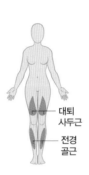

대퇴
사두근

전경
골근

이 스트레칭에서 풀어주는 근육

엉덩이근육과 고관절은 함께 움직인다. 주로 앞으로 걸어갈 때, 의자에서 일어날 때, 계단을 오를 때 쓰인다. 이 부분의 근육을 풀어주면 아름다운 다리라인을 만들 수 있다.

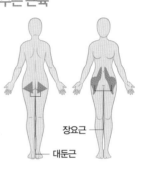

장요근

대둔근

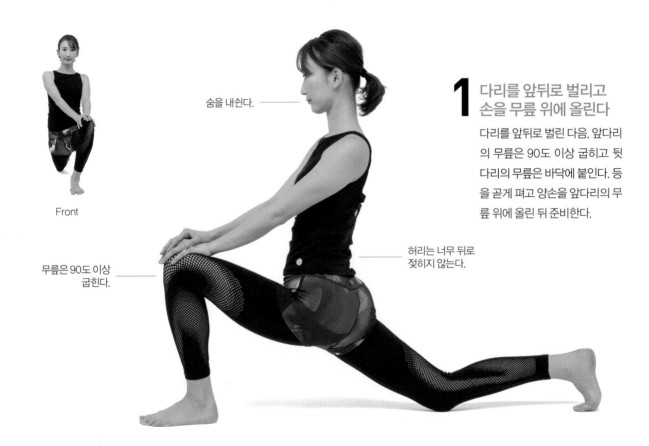

Front

무릎은 90도 이상 굽힌다.

숨을 내쉰다.

허리는 너무 뒤로 젖히지 않는다.

1 다리를 앞뒤로 벌리고 손을 무릎 위에 올린다

다리를 앞뒤로 벌린 다음, 앞다리의 무릎은 90도 이상 굽히고 뒷다리의 무릎은 바닥에 붙인다. 등을 곧게 펴고 양손을 앞다리의 무릎 위에 올린 뒤 준비한다.

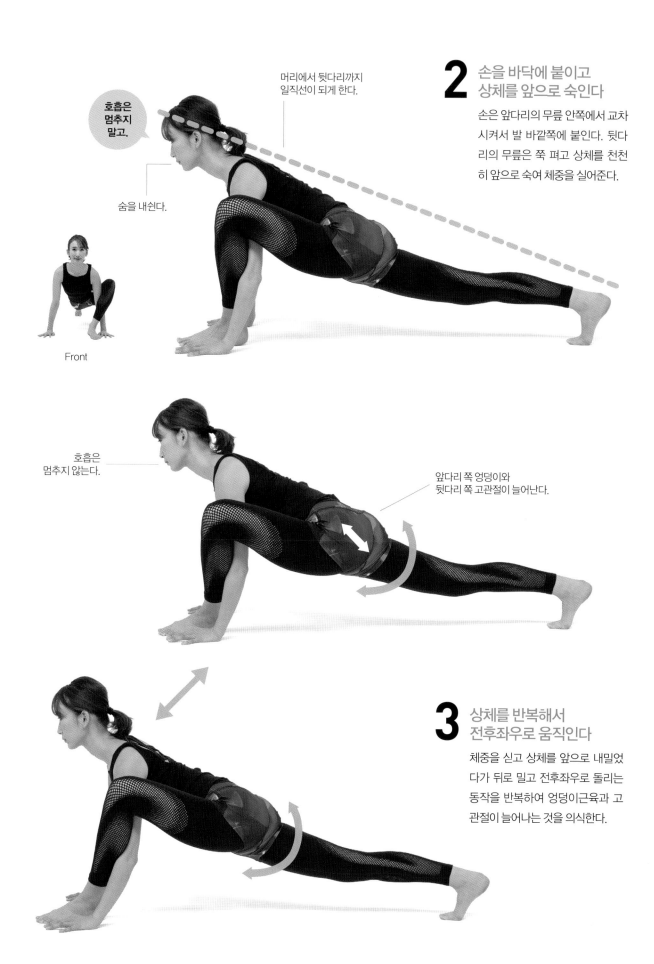

2 손을 바닥에 붙이고
상체를 앞으로 숙인다

손은 앞다리의 무릎 안쪽에서 교차
시켜서 발 바깥쪽에 붙인다. 뒷다
리의 무릎은 쭉 펴고 상체를 천천
히 앞으로 숙여 체중을 실어준다.

머리에서 뒷다리까지
일직선이 되게 한다.

호흡은
멈추지
말고.

숨을 내쉰다.

Front

호흡은
멈추지 않는다.

앞다리 쪽 엉덩이와
뒷다리 쪽 고관절이 늘어난다.

3 상체를 반복해서
전후좌우로 움직인다

체중을 싣고 상체를 앞으로 내밀었
다가 뒤로 밀고 전후좌우로 돌리는
동작을 반복하여 엉덩이근육과 고
관절이 늘어나는 것을 의식한다.

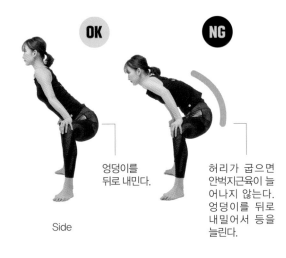

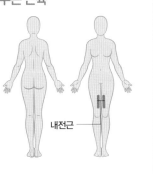

② 스트레칭 | 허벅지 늘리기   좌우왕복 10회×1세트

난이도 ▶

길쭉길쭉 곧은 다리

안벅지근육을 늘려주는 스트레칭이다. 어깨를 안쪽으로 움직이는 동작이 안벅지근육을 의식하는 데 도움을 준다. 이 스트레칭은 다음에 할 근육 트레이닝을 무리 없이 할 수 있게 돕는다.

POINT

이 스트레칭에서 풀어주는 근육

안벅지 근육은 시원하게 곧은 다리를 만들기 위해 반드시 필요한 근육이지만 일상생활에서는 많이 쓰이지 않는다.

내전근

OK   NG

엉덩이를 뒤로 내민다.

허리가 굽으면 안벅지근육이 늘어나지 않는다. 엉덩이를 뒤로 내밀어서 등을 늘린다.

Side

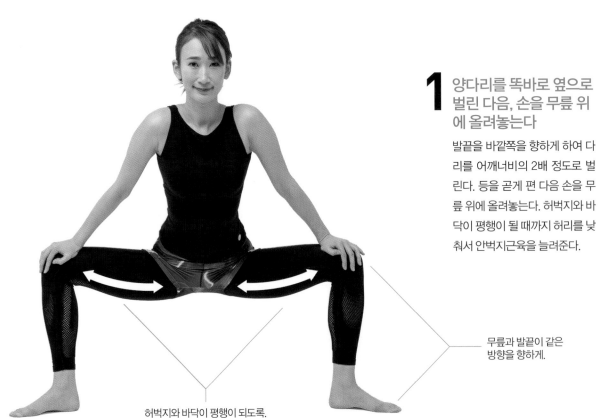

1 양다리를 똑바로 옆으로 벌린 다음, 손을 무릎 위에 올려놓는다

발끝을 바깥쪽을 향하게 하여 다리를 어깨너비의 2배 정도로 벌린다. 등을 곧게 편 다음 손을 무릎 위에 올려놓는다. 허벅지와 바닥이 평행이 될 때까지 허리를 낮춰서 안벅지근육을 늘려준다.

무릎과 발끝이 같은 방향을 향하게.

허벅지와 바닥이 평행이 되도록.

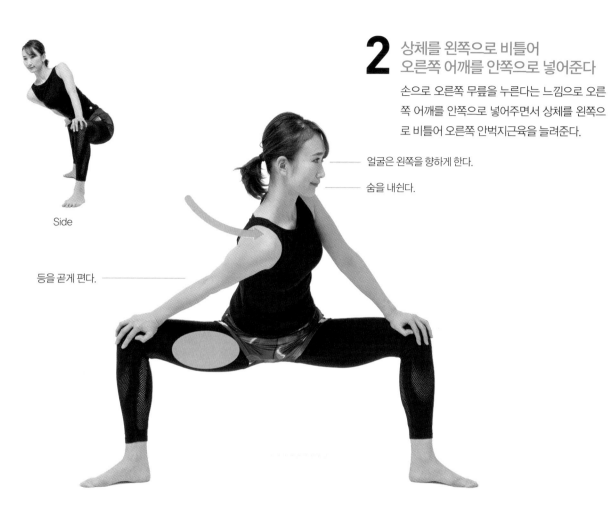

Side

2 상체를 왼쪽으로 비틀어 오른쪽 어깨를 안쪽으로 넣어준다

손으로 오른쪽 무릎을 누른다는 느낌으로 오른쪽 어깨를 안쪽으로 넣어주면서 상체를 왼쪽으로 비틀어 오른쪽 안벅지근육을 늘려준다.

얼굴은 왼쪽을 향하게 한다.

숨을 내쉰다.

등을 곧게 편다.

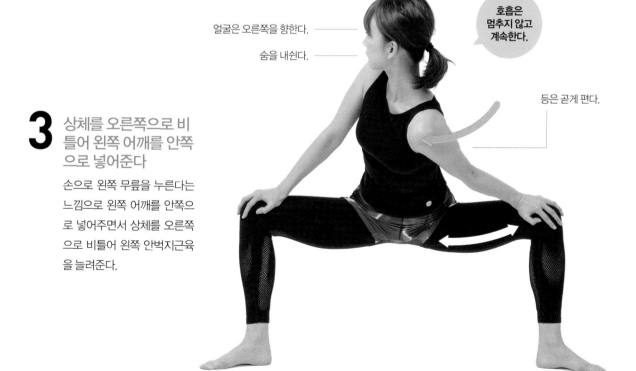

얼굴은 오른쪽을 향한다.

숨을 내쉰다.

호흡은 멈추지 않고 계속한다.

등은 곧게 편다.

3 상체를 오른쪽으로 비틀어 왼쪽 어깨를 안쪽으로 넣어준다

손으로 왼쪽 무릎을 누른다는 느낌으로 왼쪽 어깨를 안쪽으로 넣어주면서 상체를 오른쪽으로 비틀어 왼쪽 안벅지근육을 늘려준다.

엑서사이즈 | 엉덩이근육 다지기 | 좌우 10회×1세트

처진 엉덩이를 애플힙으로

고관절 주변의 근육과 엉덩이 근육을 달련하는 운동이다. 전체 동작을 무릎으로 원을 그리듯이 움직이는 것이 포인트다.

POINT

이 운동으로 단련하는 근육

고관절 주변의 근육은 엉덩이가 바른 위치를 유지할 수 있도록 돕는다. 이 근육이 쇠퇴하면 엉덩이가 밑으로 처지게 된다.

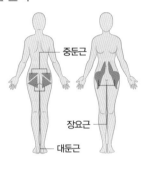

중둔근

장요근

대둔근

1 테이블 자세를 취한다

두 손과 두 무릎을 바닥에 짚고 테이블 자세를 취한다. 등은 곧게 펴고 복부에 힘을 주어 자세를 안정시킨다.

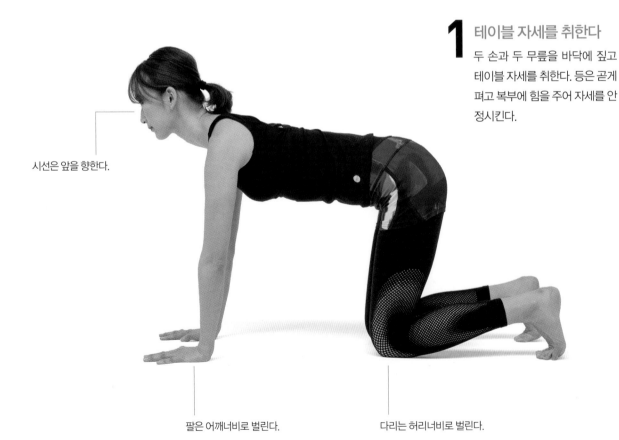

시선은 앞을 향한다.

팔은 어깨너비로 벌린다.

다리는 허리너비로 벌린다.

2 무릎을 굽힌 상태에서
다리를 들어 올린다

무릎의 각도는 90도를 유지한
상태에서 한쪽 다리를 허리까지
들어 올린다. 엉덩이근육에는 힘
을 주고 고관절부터 열어준다는
느낌으로 한다.

무릎의 위치가 허리보
다 낮아지면 고관절과
엉덩이근육에 자극을
줄 수 없다. 무릎은 허
리 위치까지 확실하게
들어 올린다.

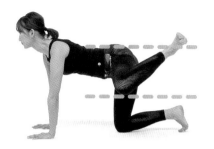

무릎과 발목의 각도는 90도.

호흡은 멈추지 않는다.

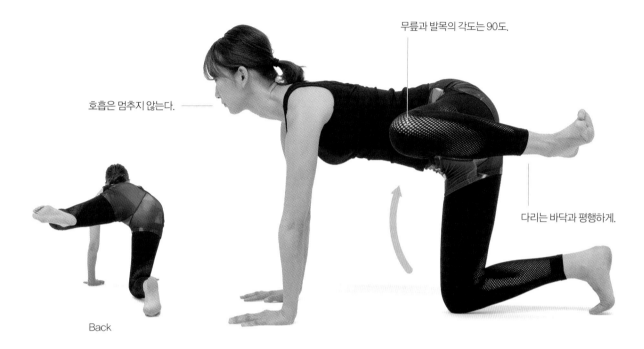

다리는 바닥과 평행하게.

Back

뒤꿈치를 뒤로 밀어낸다.

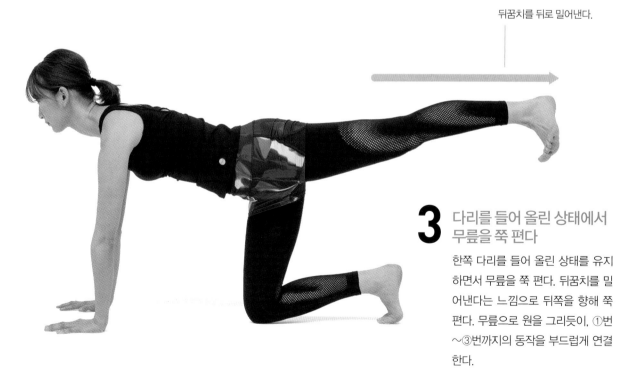

3 다리를 들어 올린 상태에서
무릎을 쭉 편다

한쪽 다리를 들어 올린 상태를 유지
하면서 무릎을 쭉 편다. 뒤꿈치를 밀
어낸다는 느낌으로 뒤쪽을 향해 쭉
편다. 무릎으로 원을 그리듯이, ①번
~③번까지의 동작을 부드럽게 연결
한다.

난이도 ▶

2 엑서사이즈 | 고관절 열기 좌우 50회×2세트

비키니라인 탄탄한 힙업

힙업에 필수인 엉덩이 심층부근육을 단련시키는 운동으로 포인트는 '고관절에서부터 벌려주는 것'이다. 이 운동에 익숙해졌다면 무릎 위에 고무밴드를 감아서 도전해보자.

POINT

이 운동으로 단련하는 근육

이 운동의 목표 부위는 엉덩이 표면을 덮는 커다란 근육인 대둔근의 심층부에 있는 근육, 바로 중둔근이다. 운동이 부족한 사람들이 쉽게 쇠퇴하는 근육이 바로 중둔근이다.

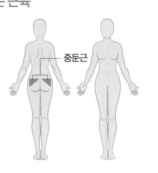

중둔근

등은 곧게 편다.

무릎은 90도로 굽힌다.

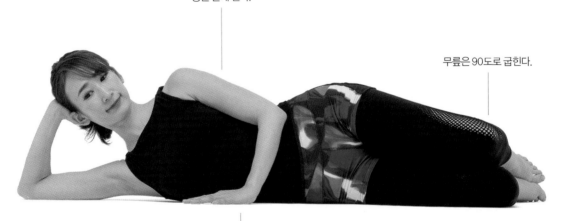

위쪽에 있는 손으로 바닥을 확실하게 눌러준다.

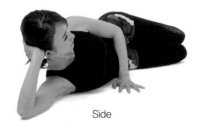

Side

1 옆으로 누워 무릎을 90도로 굽힌다

옆으로 누워 아래쪽 손으로 머리를 받치고 위쪽의 손은 바닥을 확실하게 눌러주어 자세를 안정시킨다. 무릎은 90도로 굽혀 준비한다.

2 위쪽에 있는 다리를 고관절부터 벌려준다

양다리를 붙인 상태에서 위쪽에 있는 다리를 고관절부터 벌렸다가 오므리는 동작을 반복한다. '무릎을 벌리는 것'이 아니라, '고관절부터 벌려주는' 동작이 되도록 하는 것이 중요하다. 엉덩이근육을 의식한다.

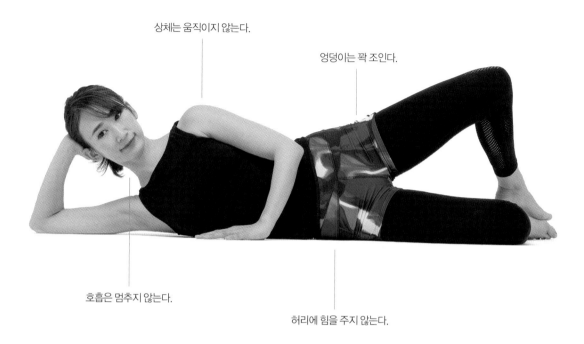

상체는 움직이지 않는다.

엉덩이는 꽉 조인다.

호흡은 멈추지 않는다.

허리에 힘을 주지 않는다.

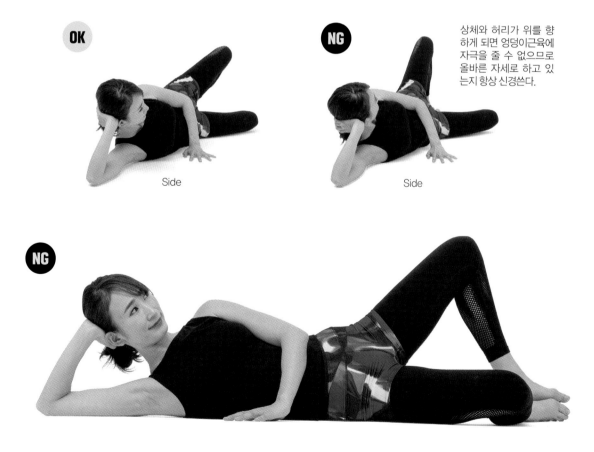

OK

Side

NG

Side

상체와 허리가 위를 향하게 되면 엉덩이근육에 자극을 줄 수 없으므로 올바른 자세로 하고 있는지 항상 신경쓴다.

NG

1-2주차
①

트레이닝 | 엉덩이 들어 올리기 `20회×3세트`

엉밑살도 한 번에 제거

이 운동은 엉덩이와 뒷벅지근육을 단련시켜 힙업을 돕는 트레이닝이다. 간단한 동작이므로 TV를 보면서도 할 수 있다. 올바른 방법으로 하면 자연스럽게 복근도 단련된다.

POINT

이 운동으로 단련하는 근육

뒷벅지근육이 쇠퇴하면 앞벅지근육만 쓰게 되어 다리가 굵어지고 엉덩이라인까지 무너진다.

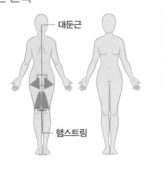

— 대둔근

— 햄스트링

NG

엉덩이를 들어 올리지 않은 상태에서는 엉덩이와 뒷벅지근육에 자극을 줄 수 없다. 복근을 이용해 들어 올린다는 느낌으로 한다.

1 천장을 보고 누워서 무릎을 90도로 굽힌다

천장을 보고 누워 양손은 손바닥이 바닥에 닿게 하여 몸 옆에 둔다. 무릎은 90도로 굽히고 다리는 허리너비만큼 벌린다.

복부에 힘을 준다.

무릎 각도는 90도.

다리는 허리너비만큼 벌린다.

2

엉덩이를 들어 올린다

복부에 힘을 준 상태에서 숨을 내쉬면서 무릎에서 등까지 일직선이 되도록 엉덩이를 들어 올린다. ①번과 ②번을 반복한다.

엉덩이에 단단히 힘을 준다.

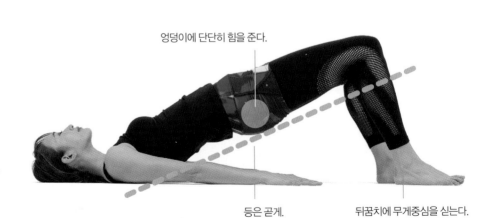

등은 곧게.

뒤꿈치에 무게중심을 싣는다.

조금만 더 해볼까요?

글루트 브릿지

한 다리에 20회 × 좌우 교대로 1세트

1 천장을 보고 누워서 무릎을 90도로 굽힌다

왼쪽 ①번의 시작하는 자세와 같이 천장을 보고 누워서 무릎을 90도로 굽히고 다리는 허리 너비로 벌린다.

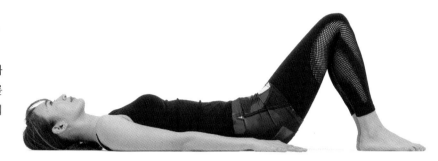

2 그 상태로 한 다리를 올린다

무릎을 90도 굽힌 상태에서 한 다리를 올린다. 이때 복부에 힘을 준다.

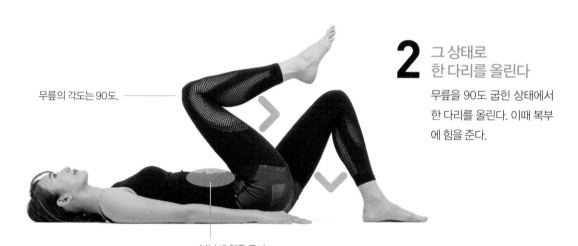

무릎의 각도는 90도.

복부에 힘을 준다.

3 엉덩이를 들어 올린다

복부에 힘을 준 상태에서 숨을 내쉬면서 무릎에서 등까지 일직선이 되도록 엉덩이를 들어 올린다. 2~3회를 반복한다.

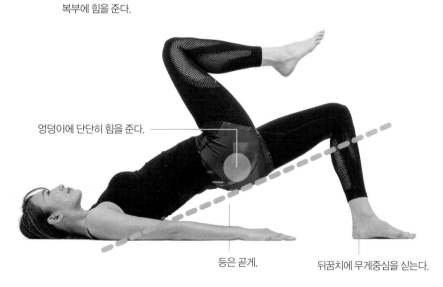

엉덩이에 단단히 힘을 준다.

등은 곧게.

뒤꿈치에 무게중심을 싣는다.

029

2 트레이닝 | 고관절 열어 원 그리기　**한쪽 다리 10회 × 좌우 교대로 1세트**

골반미인 되는 법

천장을 보고 누워서 다리를 돌리면 엉덩이와 뒷벅지근육, 안벅지근육을 단련하면서 동시에 스트레칭까지 할 수 있다. 이 운동의 포인트는 동작을 크게, 천천히 하면서 멈추지 않는 것이다.

1 천장을 보고 눕는다

천장을 보고 눕는다. 양손은 손바닥이 바닥에 닿게 하여 몸 옆에 둔다. 팔과 다리는 편안하게 두고 복부에는 힘을 준다.

복부에 힘을 준다.

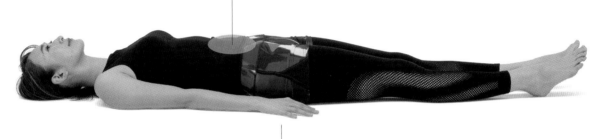

손바닥은 바닥에.

NG

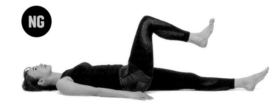

Side

무릎을 충분히 끌어당기지 않으면 엉덩이와 뒷벅지, 안벅지근육에 주는 자극이 반감되므로 확실하게 끌어당긴다.

2 한 다리를 상체 쪽으로 끌어당긴다

한쪽 무릎을 굽혀서 상체 쪽으로 끌어당긴다. 엉덩이와 뒷벅지근육을 의식한다.

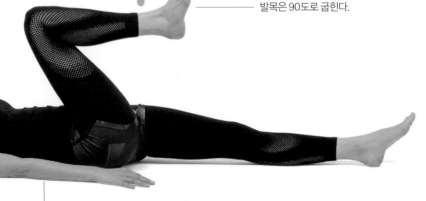

발목은 90도로 굽힌다.

등은 곧게.

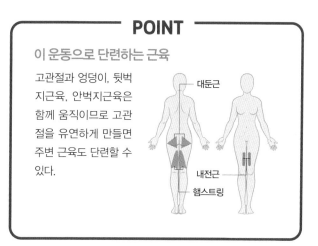
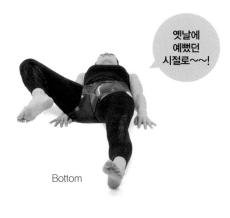

옛날에
예뻤던
시절로~~!

Bottom

3 한 다리를 옆으로 벌려서 돌린다

끌어당긴 다리를 옆으로 눕히고 그대로 무릎을
곧게 편다. 고관절에서부터 다리를 돌린다는
느낌으로 안벅지와 엉덩이 옆쪽의 근육을 의식
한다. 1~3회를 반복한다.

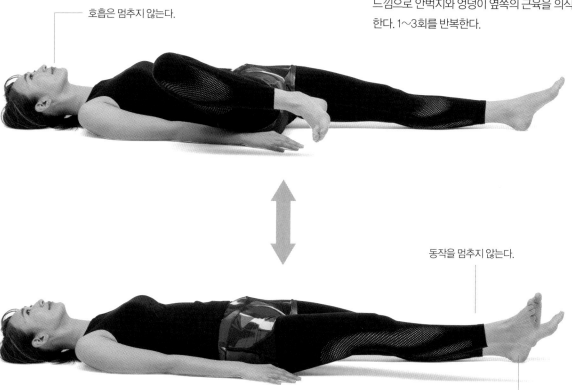

호흡은 멈추지 않는다.

동작을 멈추지 않는다.

다리를 바닥에 떨어뜨리지 않는다.

1-2주차 **③** 트레이닝 | 다리 뒤로 차기 20회×좌우 2세트

난이도 ▶

날씬한 다리, 탄탄한 엉덩이

뒤로 들어 올린 다리를 위아래로 움직여 엉덩이근육을 집중적으로 단련하는 운동이다. 다리를 올렸을 때 엉덩이 위치보다 밑으로 내려가지 않도록 주의한다. 올바른 자세로 해야 근육이 제대로 단련된다.

POINT

이 운동으로 단련하는 근육

힙업이 목표라면 엉덩이 근육부터 단련해야 한다. 엉덩이가 올라붙어야 다리도 쭉쭉 길어 보인다는 것을 잊지 말자.

대둔근

---

1 팔꿈치, 무릎을
바닥에 짚고 엎드린다

팔꿈치, 무릎, 발끝을 바닥에 짚고 엎드린다. 등은 곧게 펴고 복부에 힘을 주어 자세를 안정시킨다.

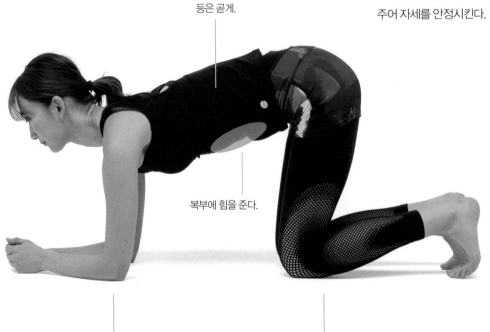

등은 곧게.

복부에 힘을 준다.

팔은 어깨너비로 벌린다.

무릎은 허리너비만큼.

032

2 한 다리를 들어 올려서 무릎을 쭉 늘려준다

한 다리를 들어 올려서 뒤꿈치를 뒤로 밀어낸다는 느낌으로 무릎을 늘려준다.

발목은 90도로 굽힌다.

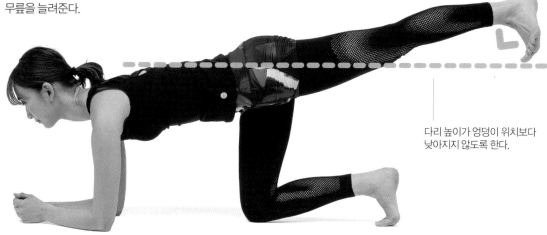

다리 높이가 엉덩이 위치보다 낮아지지 않도록 한다.

NG

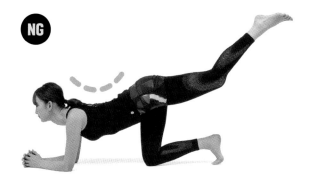

다리를 들어 올릴 때 등이 젖혀지면 허리를 다치는 원인이 되므로 복부에 힘을 주어 올바른 자세를 유지한다.

조금만 더 해볼까요?

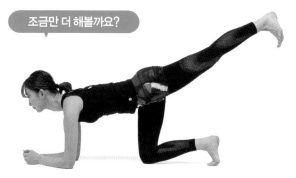

다리를 높이 들어 올릴수록 운동의 강도도 높아진다. 이때 복부에서 힘이 빠지지 않도록 주의한다.

상체는 최대한 움직이지 않는다.

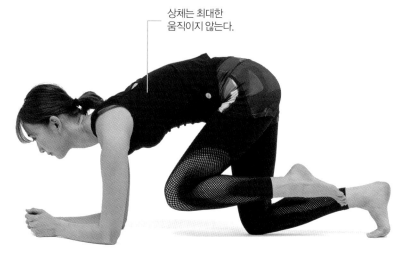

3 무릎을 굽혀서 상체 쪽으로 끌어당긴다

무릎을 굽히면서 다리를 상체 쪽으로 끌어당긴다. 엉덩이와 어깨 위치가 흐트러지지 않도록 주의하면서 2~3회를 반복한다.

트레이닝 | 다리를 비스듬히 올리기 | 좌우 각 20회×1세트

난이도 ▶

윗엉덩이 탄력 있게

엉덩이 심층부부터 측면에 있는 근육까지 단련하는 운동으로 포인트는 다리를 살짝 비스듬히 뒤로 들어 올리는 것이다. 윗엉덩이가 탄탄해지고 허리는 잘록해지는 효과가 있어 예쁜 몸매를 만들 수 있다.

POINT

이 운동으로 단련하는 근육

엉덩이 심층부에 있는 근육인 중둔근은 걸을 때 좌우 균형을 잡는 데 필요하다. 일상생활을 할 때 의식하며 쓰는 근육은 아니다.

중둔근

1 옆으로 누워서 아래쪽 무릎을 굽힌다

옆으로 누워서 아래쪽에 있는 손으로 머리를 받치고, 위쪽에 있는 손으로 바닥을 눌러 자세를 안정시킨다. 아래쪽에 있는 무릎은 90도로 굽히고 위쪽에 있는 다리는 쭉 펴서 준비한다.

등은 곧게 편다.

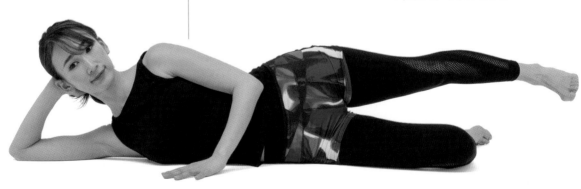

위쪽에 있는 손으로 바닥을 확실하게 누른다.

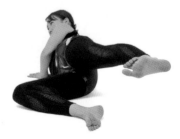

Side

034

2 위쪽에 있는 다리를 비스듬히 뒤로 들어 올린다

위쪽에 있는 다리는 쭉 뻗어서 비스듬히 뒤로 들어 올린다. 발목은 90도로 굽히고 엉덩이 측면의 근육을 의식한다.

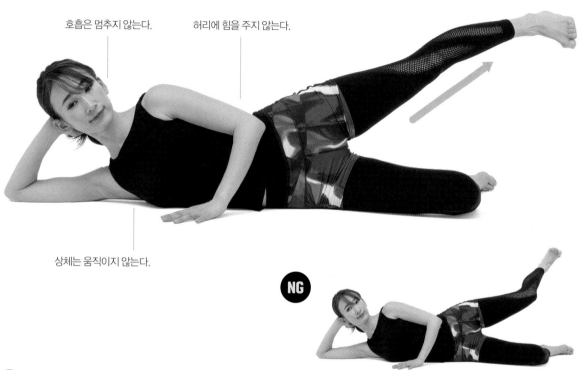

호흡은 멈추지 않는다.

허리에 힘을 주지 않는다.

상체는 움직이지 않는다.

NG

위쪽 다리의 무릎을 굽히면 엉덩이 측면의 근육에 자극을 줄 수 없기 때문에 위쪽에 있는 다리는 쭉 편다는 느낌으로 움직여야 한다.

3 위쪽에 있는 다리를 천천히 내린다

엉덩이 측면의 근육이 자극받았다는 느낌이 들면 위에 있는 다리를 바닥에 닿지 않게 내린 뒤 그대로 ②번으로 돌아가 다리를 올렸다 내렸다 하는 동작을 20회 반복한다.

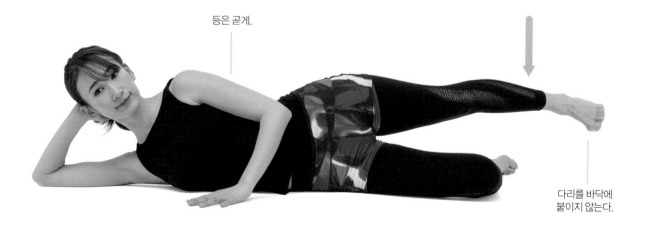

등은 곧게.

다리를 바닥에 붙이지 않는다.

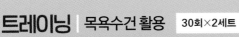

1~2주차

⑤ **트레이닝** | 목욕수건 활용 **30회×2세트**

안벅지 군살 제거엔

늘씬하게 쭉 뻗은 다리라인을 만드는 데 반드시 필요한 안벅지근육을 단련하는 운동이다. 숨을 내쉬면서 약 3초 동안 안벅지를 조인다. 목욕수건이 없으면 쿠션으로 대체해도 된다.

─ POINT ─

이 운동으로 단련하는 근육

다리를 모으거나 고관절을 안정시키는 데 내전근이 중요한 역할을 한다. 그런데 이 근육은 의외로 단련하기 어렵다.

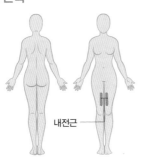

내전근

1 **천장을 보고 누워서 허벅지 사이에 목욕수건을 끼운다**

천장을 보고 눕고, 양손은 손바닥이 바닥을 보게 해서 몸 옆에 둔다. 무릎을 90도로 굽히고 허벅지 사이에 두 번 접은 목욕수건을 끼운다.

복부에 힘을 준다.

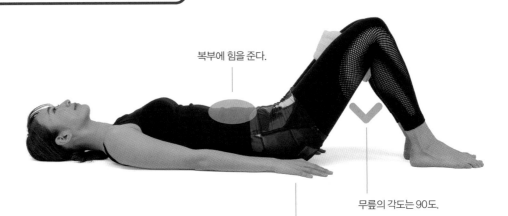

무릎의 각도는 90도.

손바닥은 바닥에.

2

양 허벅지로 목욕수건을 힘껏 누른다

고관절에서부터 안벅지근육까지 힘을 주면서 약 3초 동안 목욕수건을 힘껏 누른다. 잠시 힘을 뺐다가 다시 3초 동안 목욕수건을 힘껏 누르는 동작을 30회 반복한다.

안벅지를 확실하게 의식한다.

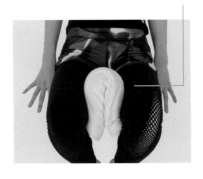

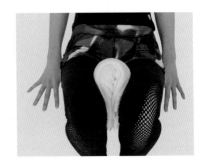

1회×1세트 엉덩이근육 이완 | **스트레칭**

1-2주차 ①

골반부터 등뼈까지 풀어주기

혹사시킨 근육을 그대로 방치하면 딱딱해진다. 반드시 근육 트레이닝을 한 후에는 스트레칭을 통해 사용한 근육을 풀어주어야 한다. 엉덩이와 고관절 주변의 근육을 풀어보자.

POINT

이 운동으로 풀어주는 근육

엉덩이와 고관절 주변의 근육이 딱딱해지면 골반뿐만 아니라 골반과 연결된 등뼈까지 비틀어지는 원인이 되므로 반드시 주의한다.

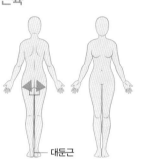

└ 대둔근

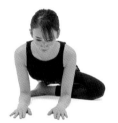

Front

양다리를 앞뒤로 벌리고 상체를 숙인다

양다리를 앞뒤로 벌리고 앞다리의 무릎을 안쪽으로 90도가 되게 굽힌다. 배를 바닥 가까이 가져가 골반에서부터 상체를 앞으로 숙인다. 엉덩이를 힘껏 쭉 늘려준다.

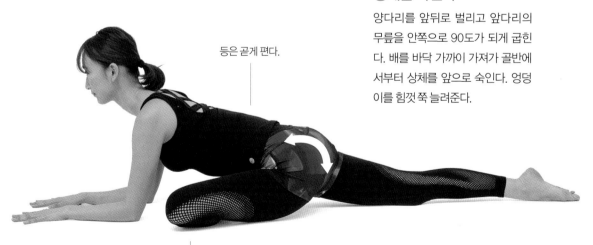

등은 곧게 편다.

앞쪽에 있는 무릎은 90도로 굽힌다.

1-2주차

② 스트레칭 │ 뒷벅지근육 이완   좌우 각 20초×1세트

난이도 ▶

하체비만 탈출

뒷벅지근육을 풀어주는 스트레칭이다. 등을 곧게 펴고 앞으로 뻗은 다리의 무릎이 굽어지지 않도록 신경쓴다. 몸이 뻣뻣한 사람은 뻗은 다리 밑에 수건을 깐다.

POINT

이 운동으로 풀어주는 근육

뒷벅지근육은 평소에 이완시켜줄 기회가 적기 때문에 쉽게 뻣뻣해지는 부위다. 이 부분이 뻣뻣해지면 무릎통증이나 요통의 원인이 되기도 한다.

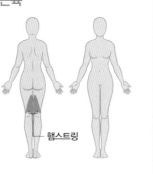

햄스트링

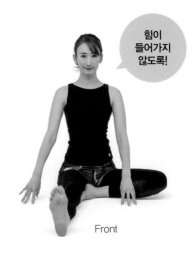

힘이 들어가지 않도록!

Front

1 한쪽 무릎을 굽힌 다음, 다른 쪽 다리를 앞으로 뻗는다

등을 곧게 펴고 한쪽 무릎을 굽힌다. 다른 쪽 다리는 앞으로 뻗어서 발끝을 세우고 앉는다.

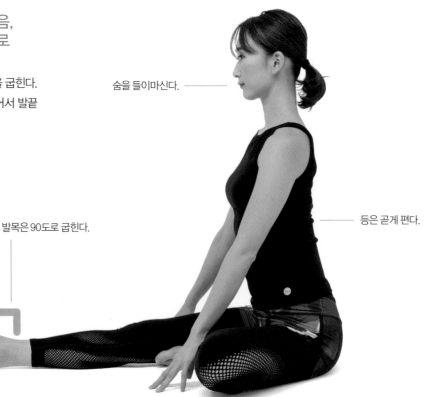

숨을 들이마신다.

등은 곧게 편다.

발목은 90도로 굽힌다.

038

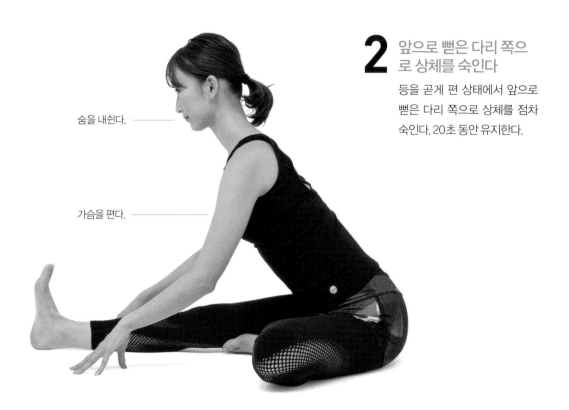

숨을 내쉰다.

가슴을 편다.

2 앞으로 뻗은 다리 쪽으로 상체를 숙인다

등을 곧게 편 상태에서 앞으로 뻗은 다리 쪽으로 상체를 점차 숙인다. 20초 동안 유지한다.

근육이 늘어나는 것을 느껴보자.

Front

조금만 더 해볼까요?

숨을 내쉬면서 상체를 조금 더 숙인다

몸이 유연한 사람은 뒷벅지근육이 늘어나는 것을 느낄 수 있을 때까지 상체를 더 깊이 숙여 약 20초 동안 유지한다.

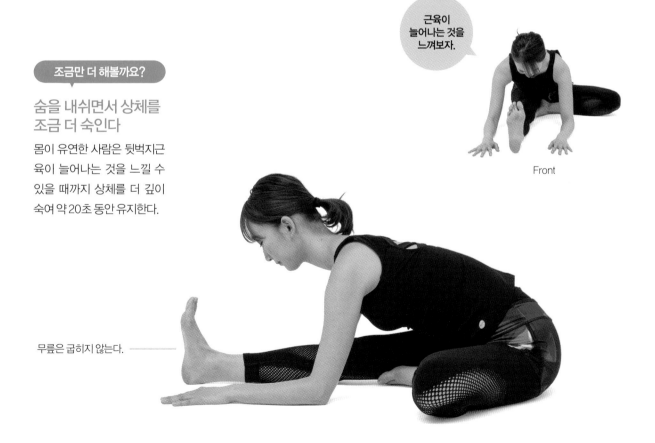

무릎은 굽히지 않는다.

쉽대! 조금만 추가하고 바꿔본다

식사법도 2주일 단위로 내용에 변화를 준다. 갑자기 모든 것을 바꾸는 것보다는 꾸준히 지속하는 것이 중요하기 때문이다. 조금씩 변화를 주면서 습관으로 만드는 것이 무엇보다 중요하다.

1

카페라테를 소이라테로

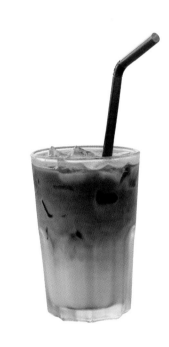

단백질이 풍부한 우유는 근육을 만드는 데 반드시 필요한 식품이지만 너무 많이 먹으면 지방 섭취량이 과다해진다. 건강, 미용, 다이어트라는 세 마리 토끼를 모두 잡고 싶다면 두유를 넣은 소이라테를 마셔보자. 지방 함유량은 억제하면서 단백질을 섭취할 수 있다. 그뿐만 아니라 대두단백질은 식욕을 억제하는 효과도 있으며, 대두이소플라본은 미용 효과가, 올리고당은 변비해소 효과에 뛰어나다.

식사법의 세 가지 포인트를 실천할 때 가장 중요한 것은 기존의 식생활을 갑자기 바꾸려고 하지 않는 것이다. 모든 것을 갑자기 바꾸기보다는 꾸준하게 지속하는 것이 중요하다. 현재의 식생활을 모두 바꿔 스트레스를 받기보다는 현재 먹고 있는 음식에 조금씩 더하고 빼거나 다른 것으로 대체하는 등 간단한 시도부터 해볼 것을 권장한다. 예를 들어, 세 번의 식사에 다양한 재료를 넣어 만든 수프나 된장국 같은 국물요리를 추가하면 영양소 섭취량을 손쉽게 늘릴 수 있다.

두유로
대체하기.

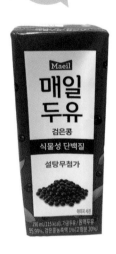

수프부터 먹으면 체온이 상승해 대사능력을 높이고 지방연소를 도와 비만을 유발하는 혈당치가 급상승하는 것을 방지할 수 있기 때문에 살이 쉽게 빠지는 몸을 만드는 데도 효과적이다. 그밖에 간식으로는 비타민B6가 풍부해 근육합성을 촉진하는 바나나를 먹으면 좋다. 우유가 듬뿍 들어간 카페라테는 대두단백질을 섭취할 수 있는 소이라테로 대체하는 것이 좋다. 바쁜 아침 시간에는 우유만이라도 마셔보자.

2

수프를 추가하여 GI 수치를 내린다

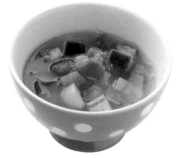

GI 수치는 식품을 먹었을 때의 혈당치 상승 속도를 표시하는 수치다. GI 수치가 낮은 식품일수록 혈당치 상승이 완만해지기 때문에 먹어도 살이 잘 찌지 않는다. 식사할 때 가장 먼저 GI 수치가 낮은 식재료가 들어간 수프부터 먹으면 혈당치가 급상승하는 것을 억제할 수 있으며 체온이 상승하여 대사능력이 향상되고 지방연소도 되므로 일석이조의 효과를 얻을 수 있다.

3

아침에는 우유 한 잔

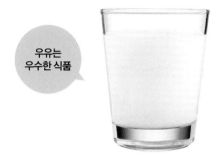

우유는 우수한 식품

전체 여성 중 아침식사를 거르는 비율이 20대가 가장 높다고 한다. 건강한 몸만들기가 목표라면 아침식사는 절대로 거르지 말아야 한다. 최소한 우유 한 잔이라도 꼭 마시자. 200ml의 우유 한 컵이면 단백질을 약 6.6g 섭취할 수 있다. 또한 우유는 지질, 탄수화물, 미네랄, 비타민도 균형 있게 함유한 식품이다.

4

바나나를 먹으면 비타민B6를 섭취할 수 있다

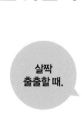

살짝 출출할 때.

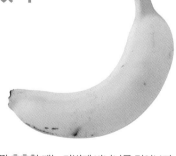

아침에 늦잠을 잤거나 살짝 출출할 때는 가볍게 바나나를 먹어보자. 바나나는 의외로 칼로리가 낮고 GI 수치도 낮다. 식이섬유와 비타민, 미네랄도 풍부하게 함유해 미용에도 대단히 좋다. 특히 근육을 만드는 데 필요한 비타민B6를 풍부하게 함유하고 있어, 근육 트레이닝을 한 후에 바나나와 단백질 공급원인 우유를 마시면 근육을 복구할 수 있어 피로회복에도 효과적이다.

5

마가린은 트랜스지방산이 적게 들어간 것을 선택한다

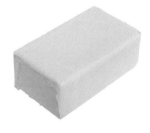

동물성지방인 버터보다 식물성지방인 마가린이 건강한 음식이라는 인식도 있지만, 나쁜 콜레스테롤을 다량 함유하고 있는 트랜스지방산 때문에 종종 문제시 되고 있다. 되도록 안 먹는 것이 좋지만, 구입할 때는 트랜스지방산이 적게 들어간 것을 선택하자.

스트레칭 | 등 가슴 운동 `20초×1세트`

난이도 ▶ ◼◼

처진 가슴 모아주고 올려주기

자세가 좋지 않으면 가슴근육이 경직되므로 등근육을 트레이닝하기 전에 가슴 주변을 풀어주면 등근육의 가동역이 넓어진다. 가슴을 펴서 비스듬히 위로 밀어 올린다는 느낌으로 스트레칭한다.

POINT

일상생활에서 사용하는 근육

많은 현대인들이 컴퓨터나 스마트폰을 자주 사용하기 때문에 등 아래쪽에 있는 근육인 광배근이 쇠약해졌다. 등이 굽으면 상체도 굽기 때문에 가슴 주변의 근육이 수축되면서 경직되고, 어깨에서 등으로 이어지는 근육까지 경직되면서 결국 광배근이 쇠퇴한다. 자세가 안 좋아지면 결국 체형까지 무너진다.

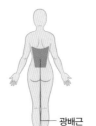

광배근

이 운동으로 풀어주는 근육

가슴근육인 대흉근은 가슴 앞에서 물건을 감싸안는 동작을 할 때 주로 쓰인다. 이 근육을 충분히 풀어주면 가슴 라인도 아름답게 만들 수 있다.

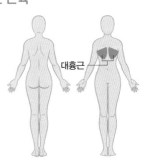

대흉근

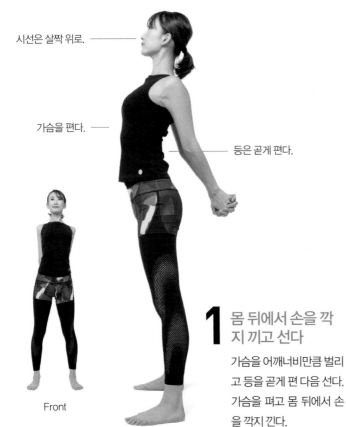

시선은 살짝 위로.

가슴을 편다.

등은 곧게 편다.

Front

1 몸 뒤에서 손을 깍지 끼고 선다

가슴을 어깨너비만큼 벌리고 등을 곧게 편 다음 선다. 가슴을 펴고 몸 뒤에서 손을 깍지 낀다.

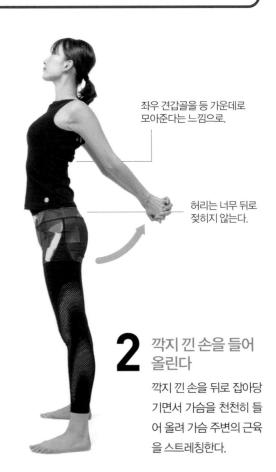

좌우 견갑골을 등 가운데로 모아준다는 느낌으로.

허리는 너무 뒤로 젖히지 않는다.

2 깍지 낀 손을 들어 올린다

깍지 낀 손을 뒤로 잡아당기면서 가슴을 천천히 들어 올려 가슴 주변의 근육을 스트레칭한다.

20초×좌우 1세트 | 몸 측면 운동 | **스트레칭**

3~4주차 ②

옆구리살과 안녕

몸 측면 근육을 풀어주는 스트레칭이다. 몸 측면도 등근육의 일부이므로 확실하게 스트레칭해두면 혈액순환이 원활해져 근육이 유연해지기 때문에 예쁜 허리라인 만드는 데 도움이 된다.

1 양팔을 위로 올리고 양다리를 옆으로 빼서 앉는다

양 무릎을 굽혀서 옆으로 눕힌 뒤, 한쪽 발바닥을 다른 쪽 허벅지 안쪽에 대고 그림처럼 다리를 옆으로 뺀다. 등은 곧게 펴고 양팔을 올려서 한 손으로 다른 손목을 잡는다.

POINT

이 운동으로 풀어주는 근육

측면근육은 평소에 쓸 기회가 적어 쉽게 경직되기 쉽다. 이 근육을 확실하게 풀어주면 아름다운 자세를 만드는 데 도움이 된다.

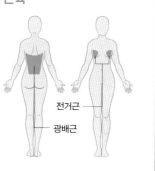

전거근

광배근

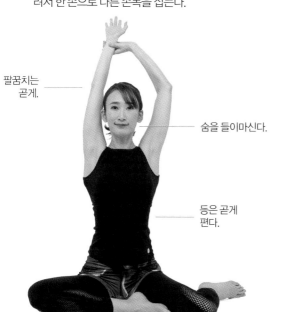

팔꿈치는 곧게.

숨을 들이마신다.

등은 곧게 편다.

시선은 살짝 비스듬히 위를 향한다.

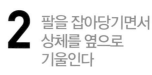

Side

숨을 내쉰다.

한쪽 무릎이 들뜨면 측면을 제대로 스트레칭하지 못한다. 무릎은 바닥에 붙여 하체를 안정시킨다.

NG

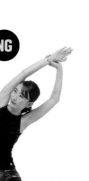

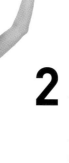

2 팔을 잡아당기면서 상체를 옆으로 기울인다

잡은 손목을 옆으로 잡아당기면서 상체를 천천히 옆으로 기울여 몸의 측면을 스트레칭한다.

043

1

엑서사이즈 | 몸을 앞으로 숙여 팔 당기기 15회×2세트

등 군살 잡고 라인 살리는

어깨에서 등까지 이어진 근육을 단련하는 운동이다. 이 운동의 포인트는 견갑골을 의식하는 것이다. 보통은 덤벨을 사용하지만 팔을 끌어올리는 동작만으로도 몸만들기 효과가 뛰어나다.

POINT

이 운동으로 단련하는 근육

등근육은 우리 몸 중에서도 면적이 큰 근육에 속한다. 눈앞의 물건을 몸쪽으로 끌어당기는 동작을 할 때 등근육을 사용한다.

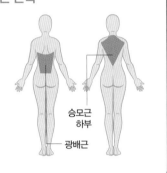

승모근 하부

광배근

1 팔을 내리고 앞으로 숙인다

다리를 어깨너비만큼 벌리고 상체는 앞으로 45도가량 숙여 선다. 팔을 비스듬히 아래로 뻗어서 견갑골을 열고 손바닥은 바깥을 향한다.

숨을 들이마신다.

등은 곧게 편다.

무릎은 가볍게 굽힌다.

UP

엉덩이를 뒤로 내민다는 느낌으로.

숨을 내쉰다.

가슴을 편다.

손바닥은 위를 향한다.

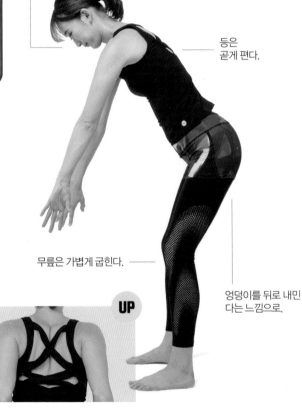

NG

허리가 너무 뒤로 젖혀서 상체가 일어나게 되면 등근육에 자극을 줄 수 없을 뿐만 아니라, 허리를 다칠 수도 있으므로 주의해야 한다.

Side

2 팔꿈치를 비스듬히 뒤로 당겨서 견갑골을 등 가운데로 모아준다

팔을 비틀어 팔꿈치를 천천히 비스듬히 뒤로 당기고 가슴을 펴서 견갑골을 등 가운데로 모아준다. 팔의 힘은 쓰지 않고 가슴과 견갑골의 근육만 움직인다는 느낌으로 한다.

◀ 난이도

20회×1세트 | 상체 끌어 내리기 | **엑서사이즈** 3~4주차 ②

수건으로 굽은 등 펴기

등, 견갑골에서 옆구리 아래까지 이어지는 근육을 단련하는 운동이다. 이 운동은 원래 기구를 이용한 트레이닝 프로그램으로 알려져 있지만, 수건 등을 사용하면 집에서도 손쉽게 할 수 있다.

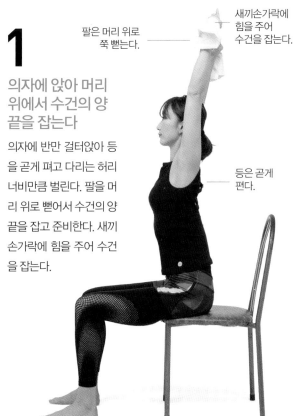

팔은 머리 위로 쭉 뻗는다.

새끼손가락에 힘을 주어 수건을 잡는다.

1

의자에 앉아 머리 위에서 수건의 양 끝을 잡는다

의자에 반만 걸터앉아 등을 곧게 펴고 다리는 허리 너비만큼 벌린다. 팔을 머리 위로 뻗어서 수건의 양 끝을 잡고 준비한다. 새끼손가락에 힘을 주어 수건을 잡는다.

등은 곧게 편다.

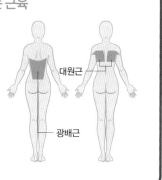

POINT

이 운동으로 단련하는 근육

등이 굽으면 견갑골이 벌어진 상태가 지속되어 등근육이 쇠퇴하게 되므로 자세도 점점 나빠진다.

대원근

광배근

2

견갑골을 등 가운데로 모아주면서 팔꿈치를 수직으로 내린다

양손으로 수건을 잡아당겨 견갑골을 등 가운데로 모아주면서 팔꿈치를 천천히 수직으로 내린다.

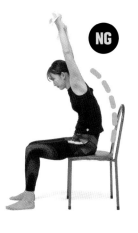

NG

등이 굽으면 견갑골을 움직일 수가 없다. 복부에 힘을 주고 등을 곧게 펴서 올바른 자세를 유지하도록 한다.

3~4주차
①

트레이닝 | 몸을 앞으로 숙여 당기기 | 20회×3세트

페트병으로 잘록한 뒤태

44쪽 엑서사이즈 ①에 500㎖ 페트병 두 개를 이용해 부하를 더 추가한 운동이다. 팔 힘은 쓰지 않고 가슴과 견갑골 주변의 근육만 움직인다는 느낌으로 트레이닝한다.

POINT

이 운동으로 단련하는 근육

등근육이 쇠퇴하면 대사능력도 떨어져 쉽게 살이 찐다. 건강하고 아름다운 뒤태를 만드는 데 근육 트레이닝은 필수다.

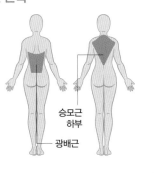

승모근 하부

광배근

1

페트병을 쥐고 몸을 앞으로 숙인다

다리는 어깨너비만큼 벌리고 상체를 앞으로 45도 가량 숙이고 선다. 물을 채운 페트병을 쥐고 팔을 비스듬히 아래로 뻗어 견갑골을 벌려준다.

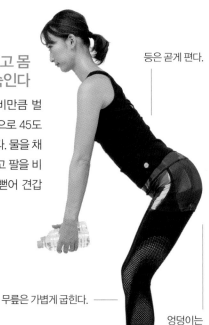

등은 곧게 편다.

무릎은 가볍게 굽힌다.

엉덩이는 뒤로 내민다는 느낌으로.

가슴을 편다.

NG

팔 힘을 쓰지 않는다.

허리를 뒤로 젖혀서 상체가 일어나게 되면 등근육에 자극을 줄 수 없을 뿐만 아니라 허리를 다치는 원인이 될 수 있으므로 주의한다.

2

팔꿈치를 비스듬히 뒤로 빼면서 견갑골을 등 가운데로 모아준다

팔꿈치를 천천히 비스듬히 뒤로 빼고 가슴을 펴서 견갑골을 등 가운데로 모아준다. 팔 힘은 쓰지 않고 가슴과 견갑골 주변의 근육만 움직인다는 느낌으로 움직인다.

20회×2세트 | 엎드려서 수건 당기기 | **트레이닝** | 3~4주차 **②**

등은 물론 뱃살까지 잡다

45쪽 엑서사이즈 ②를 엎드려서 하는 버전이다. 복부에 힘을 주어 상체를 지탱하기 때문에 훨씬 부하가 많이 걸리는 운동이다. 이 운동의 포인트 역시 견갑골이다. 가슴이 아니라 견갑골을 움직이도록 한다.

POINT

이 운동으로 단련하는 근육

등이 굽으면 견갑골이 벌어진 상태가 지속되어 등근육이 쇠퇴하게 되므로 자세도 점점 나빠진다.

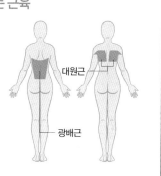

대원근

광배근

1 엎드린 다음 팔을 쭉 뻗어 수건의 양끝을 잡는다

엎드려서 등을 곧게 펴고 가슴을 펴준다. 팔을 뻗어 수건의 양끝을 잡고 준비한다.

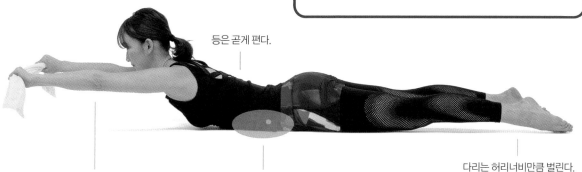

등은 곧게 편다.

팔은 똑바로 전방을 향한다.

복부에 힘을 준다.

다리는 허리너비만큼 벌린다.

견갑골을 등 가운데로 모아준다.

2 견갑골을 등 가운데로 모아주면서 팔꿈치를 뒤로 당긴다

양손으로 수건을 잡아당겨서 견갑골을 등 가운데로 모아주면서 팔꿈치를 천천히 뒤로 당긴다.

어깨는 움츠리지 않는다.

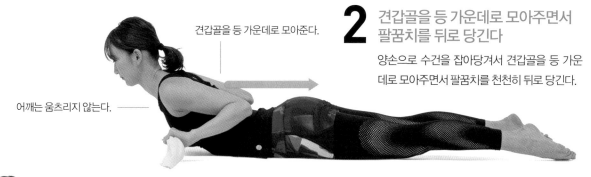

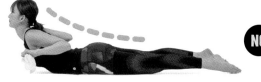

NG 허리를 뒤로 너무 젖히면 다칠 수 있으므로 주의한다. 상체를 허리가 아니라 복근으로 지탱하는 것이 포인트다.

스트레칭 | 수건 뒤로 넘겨 견갑골 당기기 1회×1세트

난이도 ▶

탄탄여리한 등

등근육을 단련한 다음에는 견갑골 주변의 근육을 스트레칭하여 견갑골을 올바른 위치로 되돌려 놓아야 한다. 견갑골이 정상적으로 움직이면 자세를 유지하기도 쉬워진다.

POINT

이 운동으로 풀어주는 근육

견갑골은 '천사의 날개'라고도 불린다. 견갑골이 적당히 도드라지고 보기 좋게 잘록한 등은 여성들의 로망이다.

승모근

광배근

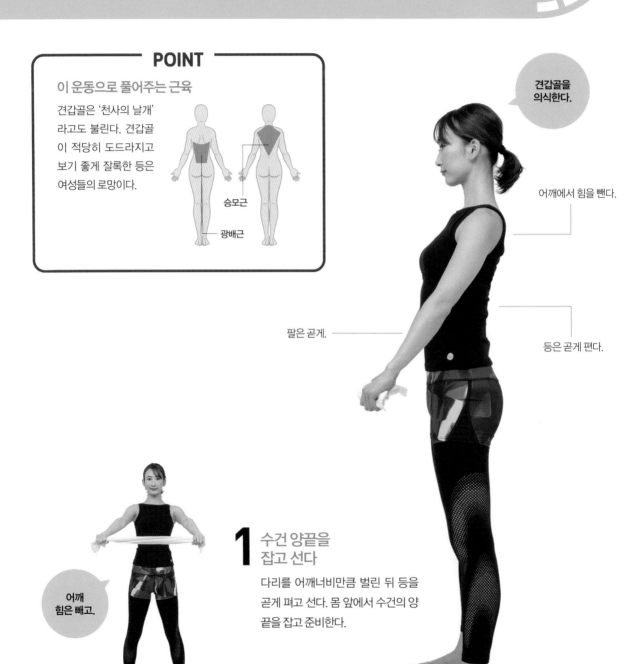

견갑골을 의식한다.

어깨에서 힘을 뺀다.

등은 곧게 편다.

팔은 곧게.

어깨 힘은 빼고.

Front

1 수건 양끝을 잡고 선다

다리를 어깨너비만큼 벌린 뒤 등을 곧게 펴고 선다. 몸 앞에서 수건의 양 끝을 잡고 준비한다.

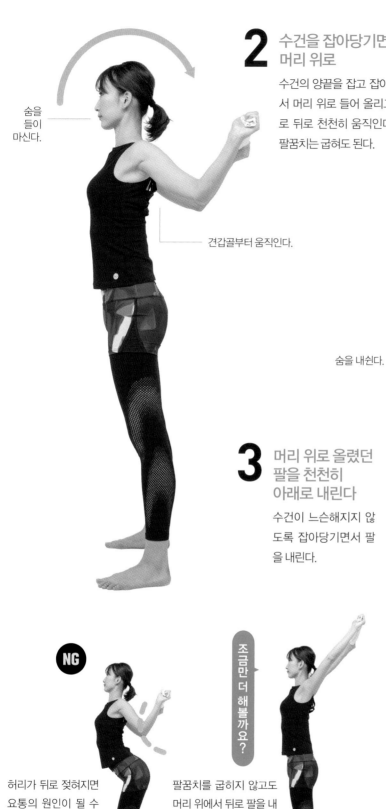

2 수건을 잡아당기면서
머리 위로

수건의 양끝을 잡고 잡아당기면
서 머리 위로 들어 올리고, 그대
로 뒤로 천천히 움직인다. 이때
팔꿈치는 굽혀도 된다.

숨을
들이
마신다.

견갑골부터 움직인다.

숨을 내쉰다.

견갑골의
움직임을
의식한다.

3 머리 위로 올렸던
팔을 천천히
아래로 내린다

수건이 느슨해지지 않
도록 잡아당기면서 팔
을 내린다.

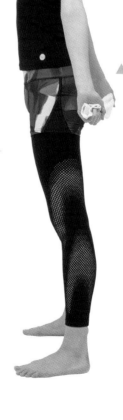

NG

허리가 뒤로 젖혀지면
요통의 원인이 될 수
있으므로 주의한다. 배
에 힘을 주고 올바른
자세를 유지하자.

조금만 더 해볼까요?

팔꿈치를 굽히지 않고도
머리 위에서 뒤로 팔을 내
릴 수 있다면 굽히지 않는
편이 부하가 커지므로 시
도해도 좋다.

일상생활 쉬운 칼로리 계산법

식사법 ①에서는 단백질, 탄수화물, 지질의 이상적인 밸런스를 소개했다. 이번에는 더욱 알기 쉬운 기준을 소개한다. 식사할 때 참고하여 예쁜 허리라인 만들기를 실현해보자.

1

단백질은
손바닥만큼

단백질을 많이 함유한 식재료의 한 끼 분량 기준은 한 손바닥에 담을 만큼이다. 또 하루 세 끼를 챙길 때의 포인트는 식재료가 한 가지 영양소에 치우치지 않도록 고르는 것이다. 고기를 좋아한다고 세 끼 모두 고기 단백질을 섭취하지 말고, 점심에 고기를 먹었다면 저녁에는 생선을 먹거나 하여 균형 있게 섭취하면 단백질 이외의 다양한 영양소의 밸런스도 쉽게 잡을 수 있다.

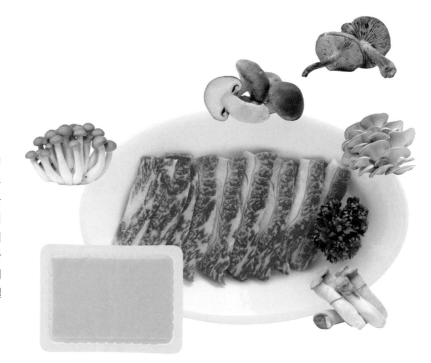

3주차부터는 영양 밸런스를 조정해보자. 앞에서도 말했듯이 하루 목표 분량은 탄수화물 100g, 단백질 70g, 지질 40g인데, 식사 때마다 계산하려면 번거로울 수밖에 없다. 따라서 눈짐작으로 대략 어느 정도면 되는지를 기억해두면 편리하다. 단백질을 풍부하게 함유한 고기, 생선, 달걀, 두부 등은 한 손바닥에 담을 만큼의 크기면 된다. 탄수화물인 밥, 빵, 면류의 한 끼분은 한 주먹만큼이다. 또한 단백질의 합성을 돕는 비타민을 섭취할 수 있는 채소나 버섯, 해조류의 한 끼분은 날로 먹는 경우 양손에 담을 수 있는 만큼, 조리해서 먹는 경우 한 손바닥에 담을 수 있을 만큼이다. 지질은 양질의 것, 예를 들어 올리브오일, 견과류, 생선 등을 선택하도록 한다.

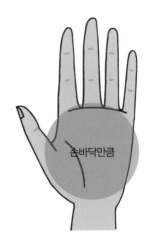
손바닥만큼

2

탄수화물은 한 주먹만큼

주식인 탄수화물의 한 끼분은 가볍게 쥔 한 주먹만큼이다. 단, 이 양은 활동량에 따라 달라지므로 트레이닝을 하지 않았을 때는 줄이고, 트레이닝을 장시간 했을 때는 늘리는 등 상황에 맞게 조정한다. 몸만들기가 목표라면 에너지원인 탄수화물은 되도록 아침과 점심에 충분히 섭취하고 저녁에는 적게 먹어야 쉽게 살을 뺄 수 있다. 보통 탄수화물을 먹으면 살이 찐다고 생각하지만, 적정량을 알아두면 근육을 만드는 데 보탬이 되게 활용할 수 있다.

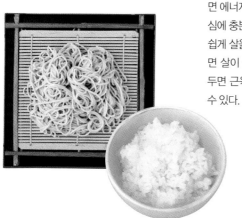

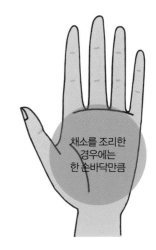

한 주먹만큼

3

채소는 손바닥에 담을 수 있는 만큼, 날로 먹는 경우 양손에 담을 수 있는 만큼

채소와 버섯, 해조류 등의 한 끼분은 날로 먹는 경우 양손에 담을 수 있는 만큼, 조리해서 먹는 경우 한 손에 담을 수 있는 만큼의 분량이다. 양이 다른 이유는 조리했을 때 채소의 부피가 줄어들기 때문이다. 앞에서 말했듯이 쉽게 손실되는 비타민C는 날로 먹는 것이 효율적이지만 그렇다고 샐러드만 먹을 수는 없다. 찌거나 익히는 등 다양한 조리방법으로 채소를 섭취해보자. 채소는 목표량이 높으므로 가능하면 매끼 먹도록 한다.

채소를 조리한 경우에는 한 손바닥만큼

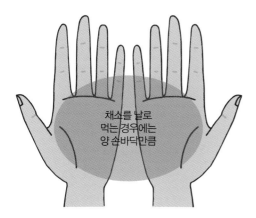

채소를 날로 먹는 경우에는 양 손바닥만큼

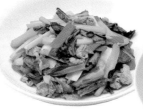

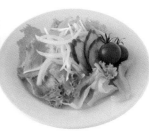

스트레칭 | 허리, 복부 운동 | 좌우 각 1회×1세트

난이도 ▶

원통형 몸매도 예쁜 허리로

복부 주변의 근육인 소위 복근을 풀어주는 스트레칭이다. 이 운동의 포인트는 고관절에서부터 비틀어 주는 것이다. 본격적인 근육 트레이닝을 하기 전에 복근을 풀어주어 위치를 재확인한다.

POINT

일상생활에서 사용하는 근육

일반적으로 복직근, 외복사근, 내복사근, 복횡근의 네 가지 근육을 통틀어 복근이라고 부른다. 이 근육들은 안타깝게도 의식하지 않으면 일상생활에서 잘 쓰이지 않는다. 원래 복근으로 지탱해야 하는 자세는 허리에 부담을 주기 때문에 점점 몸이 앞으로 굽어져 잘록해야 하는 부분까지도 굵어지기 때문에 원통형 몸매가 된다.

이 운동으로 풀어주는 근육

복근은 몸을 굽히거나 비틀 때 사용되는 중요한 근육이다. 잘록한 몸매를 만들 때 뿐만 아니라 아름다운 자세를 만드는 데도 관여한다.

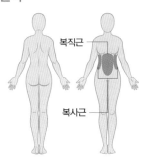

복직근

복사근

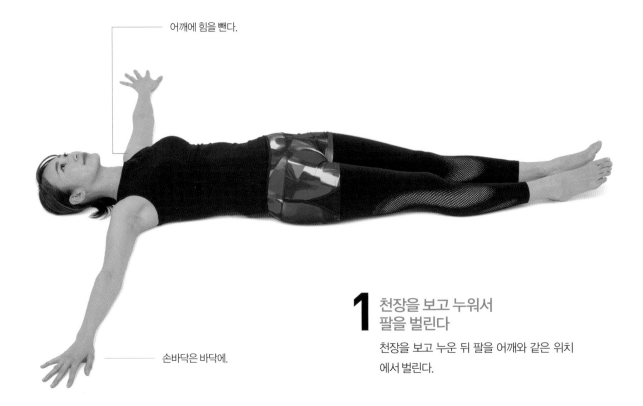

어깨에 힘을 뺀다.

손바닥은 바닥에.

1 천장을 보고 누워서 팔을 벌린다

천장을 보고 누운 뒤 팔을 어깨와 같은 위치에서 벌린다.

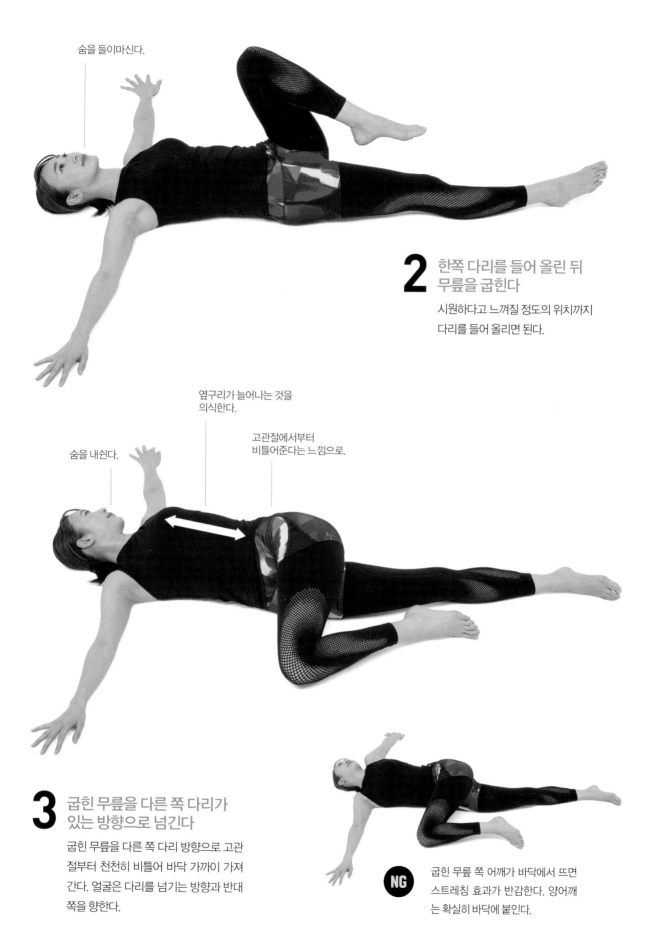

숨을 들이마신다.

2 한쪽 다리를 들어 올린 뒤
무릎을 굽힌다

시원하다고 느껴질 정도의 위치까지
다리를 들어 올리면 된다.

옆구리가 늘어나는 것을
의식한다.

고관절에서부터
비틀어준다는 느낌으로.

숨을 내쉰다.

3 굽힌 무릎을 다른 쪽 다리가
있는 방향으로 넘긴다

굽힌 무릎을 다른 쪽 다리 방향으로 고관
절부터 천천히 비틀어 바닥 가까이 가져
간다. 얼굴은 다리를 넘기는 방향과 반대
쪽을 향한다.

NG 굽힌 무릎 쪽 어깨가 바닥에서 뜨면
스트레칭 효과가 반감한다. 양어깨
는 확실히 바닥에 붙인다.

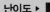

② 스트레칭 │ 허리 운동 　좌우 각 1회 × 1세트

틀어진 몸통 측면 바로잡는

복근은 허리와도 연결되어 있다. 때문에 허리에서 엉덩이까지 이어지는 근육을 스트레칭하면 근육에
스위치가 켜져 트레이닝 효과도 커진다. 고관절에서부터 비틀어주는 동작을 의식하자.

POINT

이 운동으로 풀어주는 근육

일상생활에서는 몸을
비트는 동작을 거의 하
지 않기 때문에 몸 측면
근육이 쇠퇴하기 쉽다.
허리 스트레칭을 통해
이 근육을 확실하게 풀
어주자.

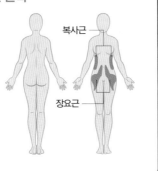

복사근

장요근

NG

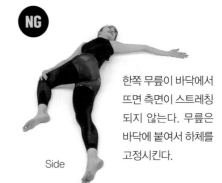

한쪽 무릎이 바닥에서
뜨면 측면이 스트레칭
되지 않는다. 무릎은
바닥에 붙여서 하체를
고정시킨다.

Side

1 옆으로 누워서 위쪽에
있는 다리의 무릎을
굽혀 바닥에 붙인다

옆으로 누워 위쪽의 무릎을 90도
로 굽혀서 바닥에 붙인다. 위쪽에
있는 팔은 어깨와 나란해지도록
쭉 뻗고, 밑에 있는 손으로 위쪽의
무릎을 눌러서 바닥에 붙인다.

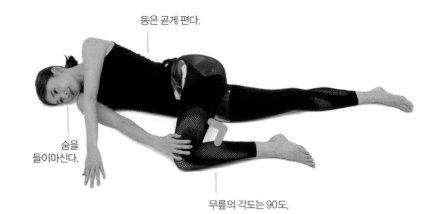

등은 곧게 편다.

숨을
들이마신다.

무릎의 각도는 90도.

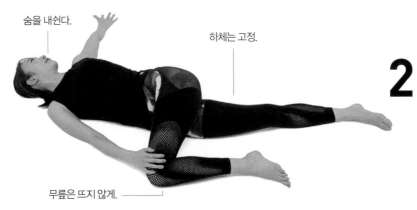

숨을 내쉰다.

하체는 고정.

무릎은 뜨지 않게.

2 고관절부터
상체를 비틀어준다

하체는 고정시키고, 상체를 고관절부터
비틀어준다는 느낌으로 천천히 천장을
향한다. 위쪽에 있는 어깨와 팔이 바닥에
닿을 때까지 비틀어준다.

15회×2세트 | 누워서 상체 세우기 | 트레이닝 | 5~6주차 ①

탁월한 뱃살 처방전

복부 중앙에 있는 근육인 복직근의 상부를 자극하는 운동이다. 일반적인 복근운동과 비슷하지만 이 트레이닝의 포인트는 상체를 완전히 일으키지 않는 것이다. 확실하게 부하를 주기 위해서다.

POINT

이 운동으로 단련하는 근육

복직근은 복부 중앙의 표면에 있는 근육이다. 이 근육을 단련하면 복부가 탄탄해질 뿐만 아니라 복부에 세로줄 복근이 생긴다.

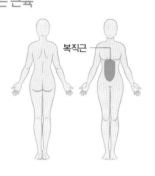

복직근

1 천장을 보고 누워 무릎을 세운다

양손을 머리 뒤에서 깍지 끼고 천장을 보고 누워서 무릎을 세운다.

숨을 들이마신다.

복부에 힘을 준다.

발끝을 모은다.

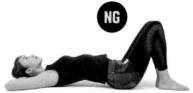

NG

상체를 ①번 자세로 돌릴 때 복근에 힘을 빼면 허리가 뒤로 젖혀져 잘못하면 허리를 다칠 수 있으므로 조심한다.

배꼽을 바라본다.

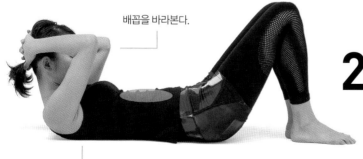

견갑골은 바닥에 붙인 채로.

2 등은 둥글게 말아서 상체를 세운다

복부에 힘을 준 상태에서 숨을 내쉬면서 등뼈를 하나씩 바닥에서 떼어낸다는 느낌으로 천천히 등을 둥글게 말아주면서 상체를 세운다. 숨을 들이마시면서 천천히 ①번으로 돌아간다.

5~6주차
2

트레이닝 | 페트병으로 측면 트위스트 20회×1세트

복근 키우기에 효과만점

500ml 페트병을 들고 다리를 들어 올린 상태에서 상체를 비틀어 복부의 가로줄 복근을 집중적으로 단련하는 운동이다. 이 운동의 효과를 두 배로 높이는 포인트는 호흡을 멈추지 않는 것이다.

POINT

이 운동으로 단련하는 근육

복부 옆의 근육인 복사근은 호흡할 때도 움직인다. 상승효과를 기대하며 동작과 호흡을 함께해보자.

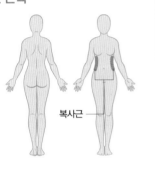

복사근

숨을 들이쉰다.

복부에 힘을 준다.

양 무릎은 붙인다.

발 끝은 모은다.

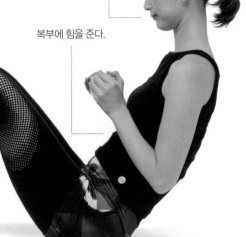

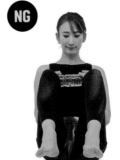

NG

Front

양 무릎 사이가 벌어지면 옆구리에 주는 부하가 분산되므로 양 무릎은 단단히 모아서 트레이닝한다.

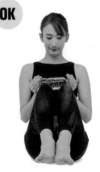

OK

Front

1 무릎을 굽히고 바닥에 앉아 다리를 들어 올린다

무릎을 굽히고 바닥에 앉아 다리를 들어 올리는데 이때, 균형을 유지할 수 있도록 상체를 약간 뒤로 기울인다. 상체와 허벅지로 V자를 만든다는 느낌으로 자세를 만든 다음, 가슴 앞에 물을 채운 페트병을 든다.

2 천천히 상체를 비튼다

비트는 방향의 반대쪽 어깨가 완전히 트위스트 될 때까지 숨을 내쉬면서 천천히 상체를 비튼다. 하체는 고정시켜 넘어지지 않도록 손으로 균형을 잡는다.

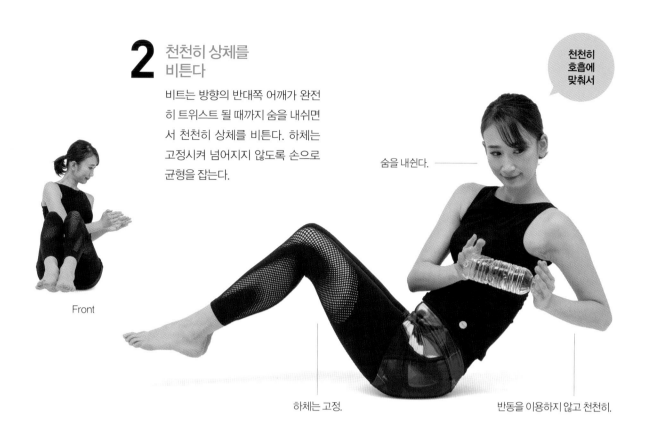

Front

천천히 호흡에 맞춰서

숨을 내쉰다.

하체는 고정.

반동을 이용하지 않고 천천히.

계속 복부에 힘을 준다.

3 천천히 반대쪽으로 비틀어준다

①번 자세로 돌아와, 그대로 반대쪽으로 천천히 상체를 비틀어준다. 무리하게 등을 펴려고 하면 복부에 힘을 주기가 어렵기 때문에 복부에 힘을 준다는 것을 의식하면서 한다.

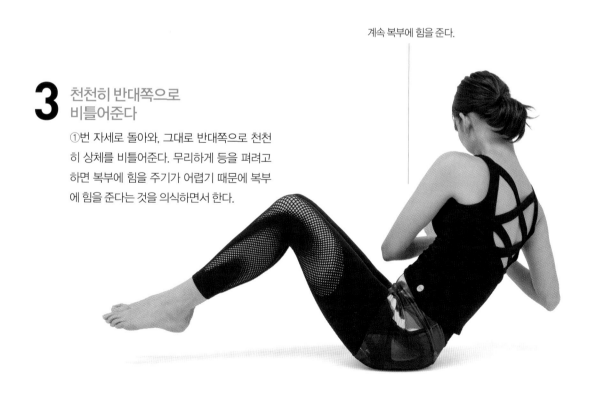

5~6주차
3

트레이닝 | 바닥에 누워 무릎 굽혀 트위스트 20회×1세트

슬림한 복부라인

55쪽의 누워서 상체 세우는 동작에 복부를 비틀어주는 동작을 추가하면 복부 옆의 근육인 복사근도 단련할 수 있다. 중요한 것은 호흡을 멈추지 않고 동작과 이어지게 하는 것이다.

POINT

이 운동으로 단련하는 근육

복부 옆에 있는 복사근은 복부를 비틀어주는 동작을 통해 만들어진다. 이 운동은 잘록한 허리를 만들어준다.

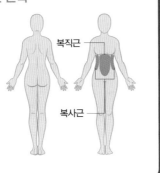

복직근

복사근

1 천장을 보고 누워서 머리와 다리를 올린다

양손을 머리 뒤에서 깍지 끼고, 천장을 보고 누워서 머리와 다리를 들어 올린다.

복부에 힘을 준다.

숨을 내쉰다.

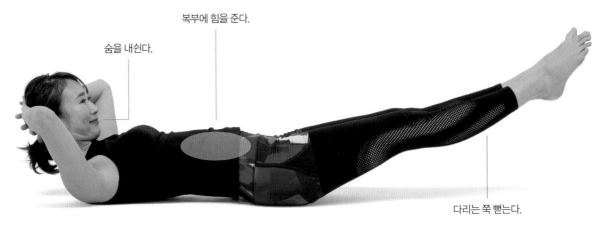

다리는 쭉 뻗는다.

조금만 더 해볼까요?

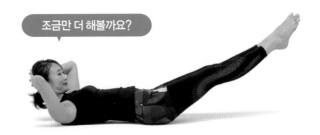

대각선 방향에 있는 팔꿈치와 무릎이 거의 닿을 정도까지 가까이 붙이면 부하가 더욱 커진다.

2 대각선 방향에 있는 팔꿈치와 무릎을 가까이 붙인다

복부에 힘을 준 상태에서 복부를 비틀어준다는 느낌으로 대각선에 있는 팔꿈치와 무릎을 가까이 붙인다. 다른 쪽 다리는 앞으로 쭉 뻗는다.

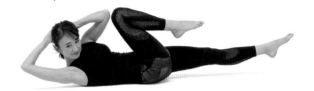

조금만 더 해볼까요?

대각선 방향에 있는 팔꿈치와 무릎이 거의 닿을 정도까지 가까이 붙이면 부하가 더욱 커진다.

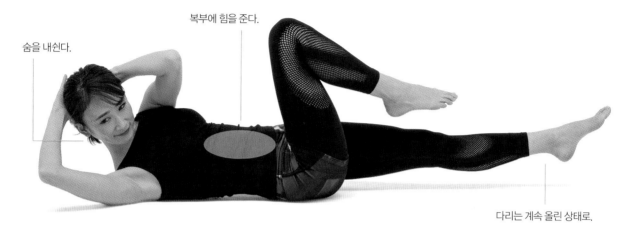

숨을 내쉰다.

복부에 힘을 준다.

다리는 계속 올린 상태로.

3 반대쪽도 같은 방법으로 한다

②번 상태에서 그대로 반대쪽도 같은 자세를 취한다. 반대쪽도 마찬가지로 대각선 방향에 있는 팔꿈치와 무릎을 가까이 붙인다. 2~3회를 반복한다.

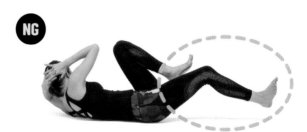

NG

가까이 붙이지 않는 쪽 다리가 굽으면 옆구리 근육에 자극을 줄 수 없으므로 다리는 쭉 펴야 한다는 것을 의식한다.

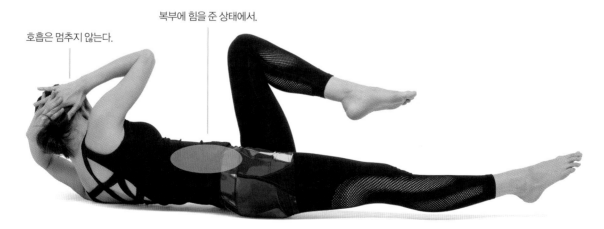

호흡은 멈추지 않는다.

복부에 힘을 준 상태에서.

5-6주차 ① 스트레칭 | 복부 운동   좌우 각 20초×1세트

유연한 몸매 예쁜 허리라인

복부 주변의 근육을 단련한 다음에는 스트레칭을 확실하게 해서 사용한 근육을 풀어주어야 한다. 요통이 있거나 몸이 뻣뻣한 사람은 손바닥 대신 팔꿈치를 바닥에 붙인 상태에서 해도 괜찮다.

POINT

이 운동으로 풀어주는 근육

복부 주변의 근육은 일상생활뿐만 아니라 트레이닝할 때도 중요하다. 평소에 복부 주변을 관리해두면 유연한 라인을 만드는 데 많은 도움이 된다.

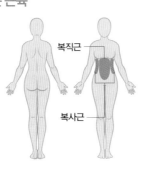

복직근

복사근

1 엎드려서 양손을 바닥에 붙인다

엎드린 후 다리는 허리너비만큼 벌린다. 겨드랑이를 붙인 다음 가슴 옆에 손을 짚고 준비한다.

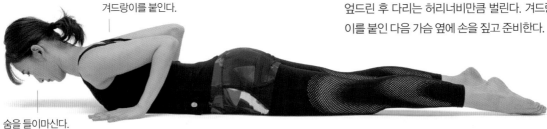

겨드랑이를 붙인다.

숨을 들이마신다.

시선은 천장을 향해.

숨을 내쉰다.

복부가 늘어나는 것이 느껴지면 더 이상 등을 젖히지 않는다.

2 팔꿈치를 펴서 상체를 일으킨다

팔로 상체를 지탱하면서 팔꿈치를 펴서 몸을 일으킨다. 그대로 등을 젖히면서 턱을 들어 시선은 천장을 향한다. 복부 주변의 근육이 늘어나는 것이 느껴지면 멈춘다.

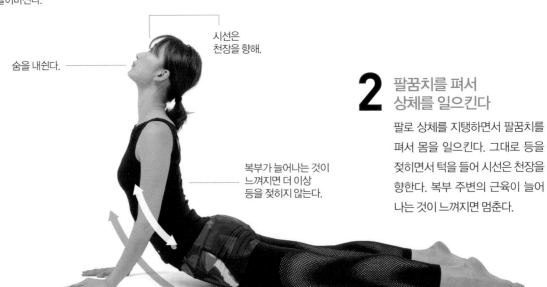

3 상체를 비틀어주면서 비스듬히 위를 바라본다

하체는 고정시키고 상체를 천천히 비틀어 복부 옆의 근육을 늘려준다. 시선은 비스듬히 위를 본다.

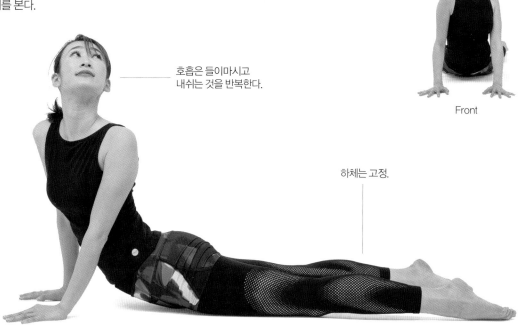

충분히 비틀어 준다.

Front

호흡은 들이마시고 내쉬는 것을 반복한다.

하체는 고정.

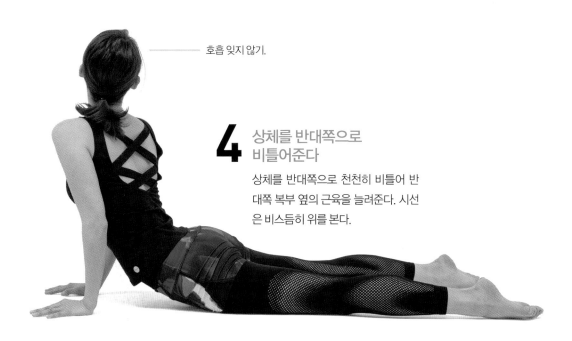

호흡 잊지 않기.

4 상체를 반대쪽으로 비틀어준다

상체를 반대쪽으로 천천히 비틀어 반대쪽 복부 옆의 근육을 늘려준다. 시선은 비스듬히 위를 본다.

5-6주차
②

스트레칭 | 허리 주변 운동 〔좌우 각 20초×1세트〕

나잇살 걱정 이제 끝

트레이닝으로 수축된 허리 주변 근육을 풀어주는 스트레칭이다. 허리를 비틀어 상체를 반대방향으로
돌린 후 옆구리에서 허리까지 이어지는 근육이 늘어나는 것을 의식한다. 호흡은 멈추지 않는다.

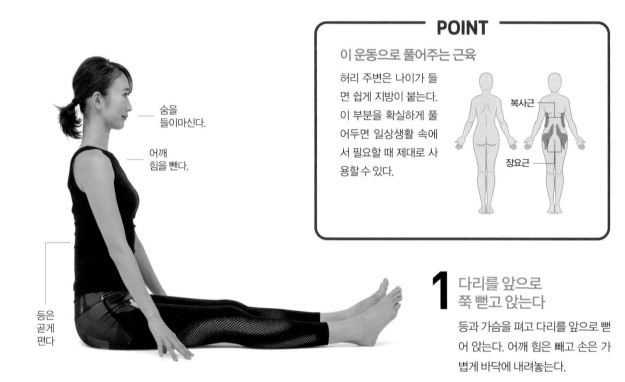

숨을
들이마신다.

어깨
힘을 뺀다.

등은
곧게
편다

POINT

이 운동으로 풀어주는 근육

허리 주변은 나이가 들
면 쉽게 지방이 붙는다.
이 부분을 확실하게 풀
어두면 일상생활 속에
서 필요할 때 제대로 사
용할 수 있다.

복사근

장요근

---

1 다리를 앞으로
쭉 뻗고 앉는다

등과 가슴을 펴고 다리를 앞으로 뻗
어 앉는다. 어깨 힘은 빼고 손은 가
볍게 바닥에 내려놓는다.

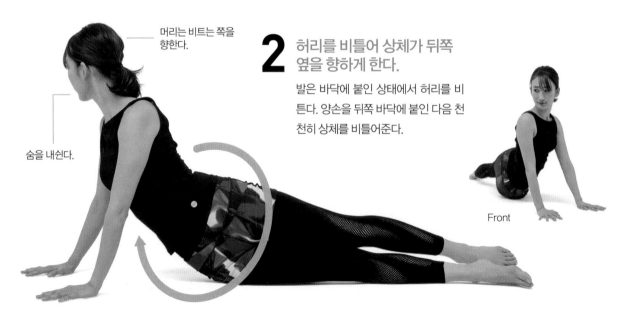

머리는 비트는 쪽을
향한다.

숨을 내쉰다.

2 허리를 비틀어 상체가 뒤쪽
옆을 향하게 한다.

발은 바닥에 붙인 상태에서 허리를 비
튼다. 양손을 뒤쪽 바닥에 붙인 다음 천
천히 상체를 비틀어준다.

Front

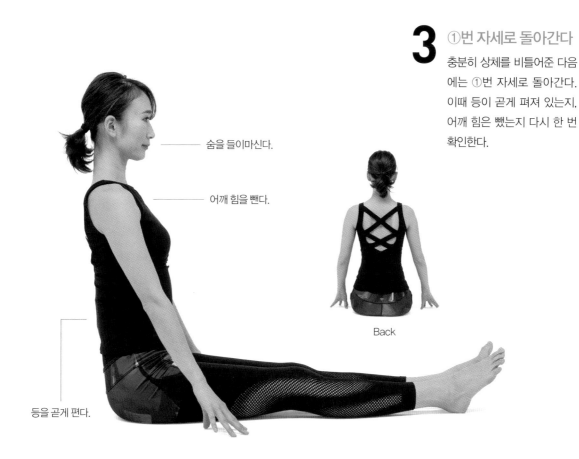

3 ①번 자세로 돌아간다

충분히 상체를 비틀어준 다음
에는 ①번 자세로 돌아간다.
이때 등이 곧게 펴져 있는지,
어깨 힘은 뺐는지 다시 한 번
확인한다.

숨을 들이마신다.

어깨 힘을 뺀다.

등을 곧게 편다.

Back

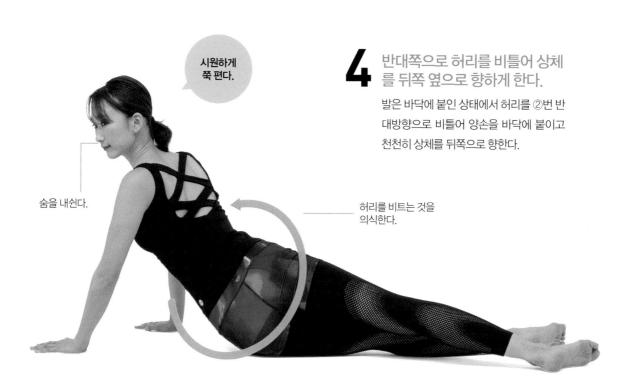

시원하게
쭉 편다.

4 반대쪽으로 허리를 비틀어 상체
를 뒤쪽 옆으로 향하게 한다.

발은 바닥에 붙인 상태에서 허리를 ②번 반
대방향으로 비틀어 양손을 바닥에 붙이고
천천히 상체를 뒤쪽으로 향한다.

숨을 내쉰다.

허리를 비트는 것을
의식한다.

술 마셔도 살 안 찌는 법

술이 몸에 좋지 않다는 것은 알고 있지만 막상 끊기는 쉽지 않다. 몸만들기를 해치지 않으면서 술을 마실 수 있는 방법은 무엇인지 알아본다.

마시기 전에는 프로틴쉐이크, 마신 후에는 물 한 컵

한마디로 술은 근육 트레이닝에 백해무익하다. 알코올은 근육합성을 방해하는 성질을 가지고 있기 때문에 술을 마시기 전에 프로틴쉐이크를 마시거나 고단백&저지방 안주를 통해 단백질을 보충해야 한다. 술을 마시는 동안은 술과 같은 정도 양의 물을 마시고, 술을 마신 다음에도 물을 한 컵 마시는 것이 좋다. 가능하면 술은 증류수를 마실 것을 권장한다.

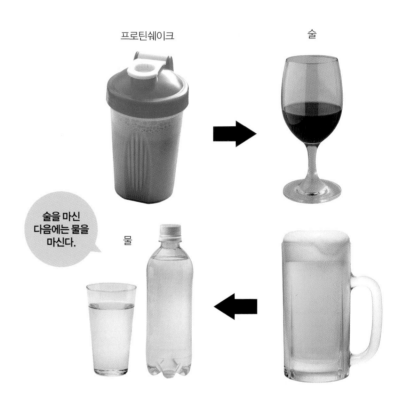

프로틴쉐이크

술

물

술을 마신 다음에는 물을 마신다.

안타깝지만 술을 마셔서 좋은 점은 한 가지도 없다. 술을 마시면 음식을 통해 섭취한 단백질을 합성시켜 근육을 만드는 호르몬인 테스토스테론의 분비량이 감소하기 때문이다. 그뿐만 아니라 단백질을 분해하는 코르티솔이 분비되어 근육량이 줄어든다. 그렇다고 완전히 술을 끊으면 스트레스받을 수 있고 현실적으로 그러기가 쉽지 않다. 그래서 술을 마시기 전과 후, 그리고 마시는 도중에 실천할 수 있는 간단한 방법을 소개하고자 한다. 바로 안주를 고단백&저지방인 것, 알코올을 분해하는 비타민C가 풍부한 브로콜리나 토마토가 들어간 샐러드로 선택하는 것이다. 또한 술을 마시기 전에 프로틴쉐이크를 마셔 단백질을 섭취하고, 술을 마시는 도중이나 마신 다음에는 물을 마셔 최대한 빨리 알코올을 몸 밖으로 배출한다.

POINT

· 샐러드로는 토마토, 브로콜리가 좋다.
· 물과 함께 마신다.
· 안주는 닭 꼬치구이, 치즈, 두부가 좋다.

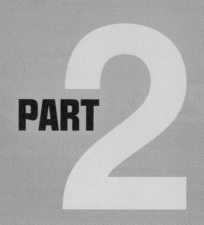

PART 2

예쁜 허리라인
만들어주는 강화운동

6주일 동안의 기본운동이 끝나면 강화운동으로 넘어간다. 강화운동은 공략 부위를 보다 집중적으로 단련하는 트레이닝이다. 이 역시 2주씩 트레이닝을 진행하면 된다. 또한 여성들이 가장 고민하는 부위인 상완근 엑서사이즈도 6주 동안의 트레이닝을 통해 만든 기초를 바탕으로 7주차 이후에 시작하면 더욱 효과적이다. 꼭 기억하자! 근육 트레이닝은 반드시 식사법과 함께 실천해야 한다.

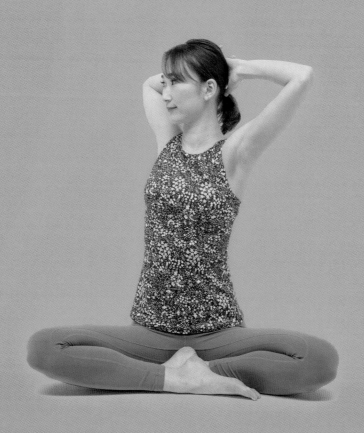

7–8주차
1

트레이닝 | 엉덩이 뒤로 밀고 허리 내리기　15회×3세트

엉덩이와 안벅지 부수기

와이드 스쿼트는 엉덩이와 안벅지에 자극을 주는 운동이므로 예쁜 다리를 갖고 싶다면 반드시 도전해 볼 만한 운동이다. 7주차 이후에는 자세도 어느 정도 자리가 잡히므로 스쿼트도 쉽게 도전할 수 있다.

POINT

이 운동으로 단련하는 근육

엉덩이와 안벅지가 탄 탄해지면 늘어졌던 허 벅지와 엉덩이가 제자 리로 돌아오기 때문에 탄력 있는 몸매를 만들 수 있다.

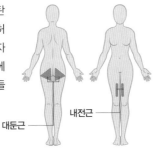

대둔근　　내전근

1 20~27쪽의 1~2주차 엉덩이·고관절 스트레칭과 엑서사이즈를 한다

올바른 자세를 의식하기!

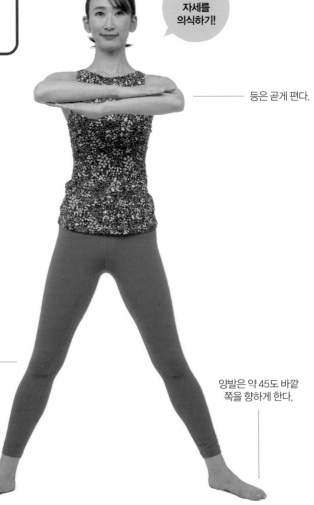

2 다리를 넓게 벌리고 선다

다리를 어깨너비의 1.5~2배로 벌리고 무릎과 발끝은 바깥을 향 하게 선다. 등과 가슴을 펴고, 팔 은 사진과 같이 가슴 앞에서 팔 짱을 낀다. 이 자세는 등이 곧게 펴지기 때문에 자세를 안정시키 는 데 도움이 된다.

등은 곧게 편다.

무릎은 발끝과 같은 방향을 향하게.

양발은 약 45도 바깥 쪽을 향하게 한다.

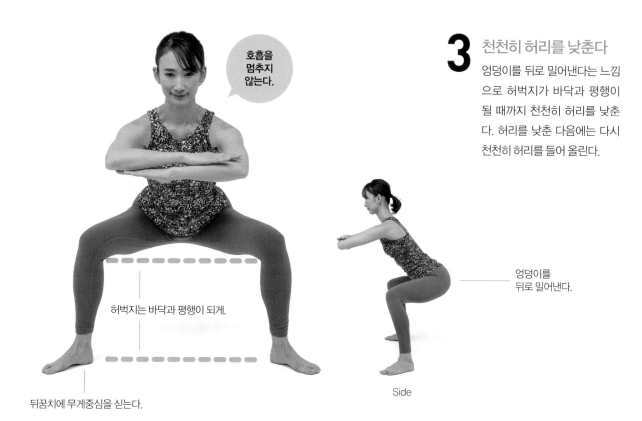

호흡을
멈추지
않는다.

허벅지는 바닥과 평행이 되게.

뒤꿈치에 무게중심을 싣는다.

3 천천히 허리를 낮춘다

엉덩이를 뒤로 밀어낸다는 느낌으로 허벅지가 바닥과 평행이 될 때까지 천천히 허리를 낮춘다. 허리를 낮춘 다음에는 다시 천천히 허리를 들어 올린다.

엉덩이를
뒤로 밀어낸다.

Side

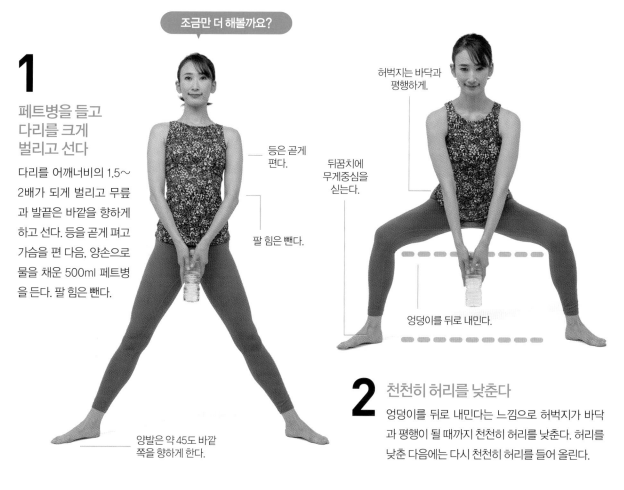

조금만 더 해볼까요?

1

**페트병을 들고
다리를 크게
벌리고 선다**

다리를 어깨너비의 1.5~2배가 되게 벌리고 무릎과 발끝은 바깥을 향하게 하고 선다. 등을 곧게 펴고 가슴을 편 다음, 양손으로 물을 채운 500ml 페트병을 든다. 팔 힘은 뺀다.

등은 곧게
편다.

팔 힘은 뺀다.

양발은 약 45도 바깥쪽을 향하게 한다.

허벅지는 바닥과
평행하게.

뒤꿈치에
무게중심을
싣는다.

엉덩이를 뒤로 내민다.

2 천천히 허리를 낮춘다

엉덩이를 뒤로 내민다는 느낌으로 허벅지가 바닥과 평행이 될 때까지 천천히 허리를 낮춘다. 허리를 낮춘 다음에는 다시 천천히 허리를 들어 올린다.

7~8주차

2

트레이닝 | 다리 엇갈려 앉았다 일어나기 좌우 각 15회×2세트

다리라인 집중훈련

다리를 크로스해 엉덩이와 뒷벅지근육을 스트레칭하는 운동이다. 공략하려는 근육에 주는 부하가 커지기 때문에 집중적으로 다리의 곡선미를 살릴 수 있다.

POINT

이 운동으로 단련하는 근육

엉덩이와 뒷벅지근육이 쇠퇴하면 엉덩이와 다리 사이의 경계가 사라져 다리가 짧아 보이고 뒤태도 볼품없어지므로 꼭 단련하자.

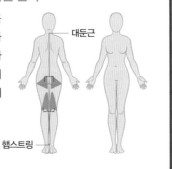

대둔근

햄스트링

1 다리를 앞뒤로 크로스한다

다리를 앞뒤로 벌려 크로스시킨다는 느낌으로 선다. 팔은 가슴 앞에서 사진과 같이 팔짱을 껴서 들어 올리고, 등은 곧게 해서 가슴을 편다. 뒤에 있는 다리의 뒤꿈치를 들어 올린 후 준비한다.

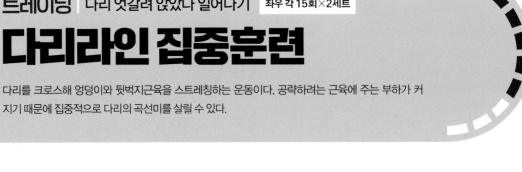

등을
곧게 편다.

뒤에 있는 다리가 앞에 있는 다리보다 안쪽으로 가게 크로스한다.

2

앞에 있는 무릎이 90도가 될 때까지 허리를 낮춘다

앞에 있는 무릎이 90도가 될 때까지 천천히 허리를 낮춘 후 다시 천천히 허리를 들어 올린다.

허리는 똑바로
아래로 낮춘다.

앞무릎의 각도는 90도.

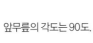

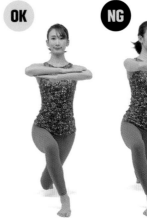

OK

NG

상체가 정면을 향하지 않으면 엉덩이와 뒷벅지근육에 자극을 줄 수 없으므로 운동 중에 계속 정면을 향한다.

좌우 각 20회×1세트 앞벅지 운동 | <u>스트레칭</u>

7-8주차

앞벅지를 눈에 띄게 날씬하게

앞벅지근육을 풀어주는 스트레칭이다. 안 좋은 자세로 생활하다 보면 앞벅지근육만 혹사당해 경직되고 결국 다리가 굵어지는 원인이 된다. 근육 트레이닝 후에는 앞벅지근육을 확실히 풀어주자.

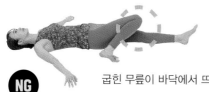

NG

굽힌 무릎이 바닥에서 뜨면 스트레칭 효과가 반감한다. 바닥에 완전히 붙지는 않더라도 최대한 바닥을 향해 눌러준다.

POINT

이 운동으로 풀어주는 근육

앞벅지근육이 지나치게 발달하면 뒷벅지근육이 쇠퇴하여 허리가 앞으로 당겨지므로 결과적으로 등이 뒤로 젖혀지게 된다.

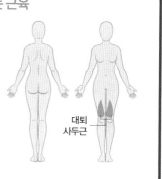

대퇴
사두근

1

천장을 보고 누워서 한쪽 무릎을 굽힌다

천장을 보고 누워서 팔은 몸에서 떨어지게 두고 손바닥은 바닥에 붙인다. 한쪽 무릎을 굽혀서 무릎을 최대한 바닥에 가깝게 붙인다. 이 상태에서도 앞벅지근육은 상당히 늘어난다.

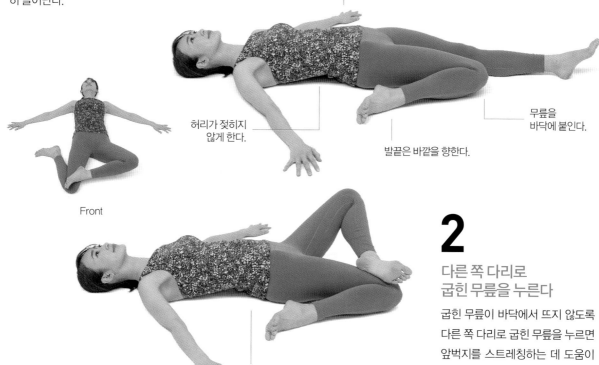

몸에서 힘을 뺀다.

허리가 젖히지 않게 한다.

발끝은 바깥을 향한다.

무릎을 바닥에 붙인다.

Front

허리가 젖히지 않게 한다.

2

다른 쪽 다리로 굽힌 무릎을 누른다

굽힌 무릎이 바닥에서 뜨지 않도록 다른 쪽 다리로 굽힌 무릎을 누르면 앞벅지를 스트레칭하는 데 도움이 된다.

트레이닝 | 상체 숙여 페트병 들어 올리기   좌우 각 20회×2세트

난이도 ▶

페트병으로 날씬해진 등

페트병을 들어 올려 등근육을 단련하는 운동이다. 이 운동의 포인트는 등과 바닥이 평행이 될 때까지 상체를 숙이는 것이다. 등에 한층 더 중력이 가해지기 때문에 부하도 커진다.

1 42~45쪽의 등 가슴 주변 스트레칭과 엑서사이즈를 진행한다

2 상체를 앞으로 숙이고 한 손을 의자 위에 올린다

한 손에 물을 채운 500ml 페트병을 든다. 다리는 어깨너비로 벌리고 무릎을 살짝 굽힌 다음, 등이 바닥과 거의 평행이 될 때까지 상체를 앞으로 숙이고, 다른 한 손은 의자 위에 올린다.

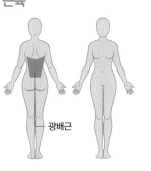

POINT

이 운동으로 단련하는 근육

등이 굽어 평소 생활 속에서 등근육을 거의 사용하지 않는 사람은 대체로 등이 경직되어 있다. 곡선미를 만드는 첫 걸음은 바른 자세를 유지하는 것이므로 확실히 트레이닝하자.

광배근

등은 곧게 편다.
등과 바닥은 최대한 평행이 되게.

견갑골부터 움직인다는 느낌으로,
겨드랑이 사이를 좁힌다.

무릎은 살짝 굽힌다.

페트병은 가볍게 쥔다.

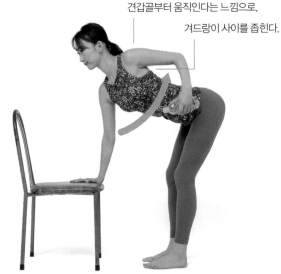

NG

등이 굽으면 등근육에 자극을 줄 수 없으므로 등은 곧게 만들고 가슴을 펴준다.

3 겨드랑이 사이를 좁혀서 팔꿈치를 비스듬히 뒤로 당긴다

팔과 어깨는 편하게 두고, 페트병을 든 손의 팔꿈치를 비스듬히 뒤로 당긴다. 끝까지 당긴 다음에는 천천히 ②번으로 돌아와 같은 동작을 반복한다.

15회×2세트 **몸 측면 운동** | <u>스트레칭</u>

예쁜 가슴라인 만들기

등으로 이어지는 옆구리 근육을 풀어주는 스트레칭이다. 이 운동의 포인트는 팔꿈치를 옆으로 확실하게 벌려서 가슴을 펴주는 것이다. 가슴 주변의 근육까지 스트레칭되어 아름다운 몸을 가질 수 있다.

1 양손을 머리 뒤에서 깍지 낀 다음 책상다리를 하고 앉는다

양손을 머리 뒤에서 깍지 끼고, 팔꿈치를 똑바로 옆으로 벌려서 가슴을 펴준다. 등을 곧게 편 다음 책상다리를 하고 앉는다.

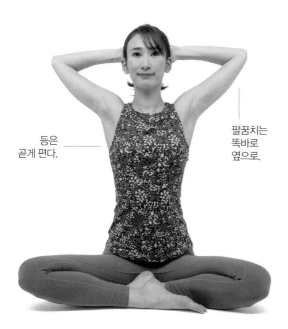

등은 곧게 편다.

팔꿈치는 똑바로 옆으로.

POINT

이 운동으로 풀어주는 근육

등근육을 트레이닝한 후에는 힘들게 단련한 근육이 경직되지 않도록 반드시 스트레칭한다.

복사근

얼굴은 비틀어주는 방향을 향해.

숨을 내쉰다.

팔꿈치는 어깨 바로 옆으로 벌린 상태.

하체는 고정.

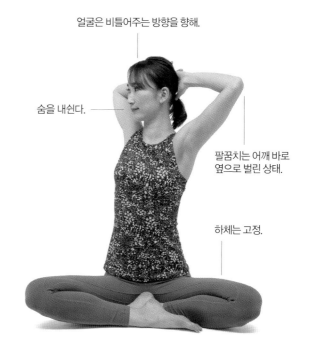

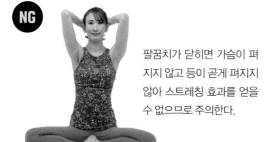

NG

팔꿈치가 닫히면 가슴이 펴지지 않고 등이 곧게 펴지지 않아 스트레칭 효과를 얻을 수 없으므로 주의한다.

2 천천히 허리를 비틀어준다

숨을 내쉬면서 천천히 허리를 끝까지 비틀어준다. 반대쪽도 같은 방법으로 스트레칭한다.

트레이닝 | 옆구리 늘리기 | 좌우 각 20회×1세트

탄탄한 허리와 복부

상체를 옆으로 기울인 상태에서 늘리고 수축시키는 동작을 통해 복부 옆의 근육인 복사근을 단련시키는 운동이다. 페트병 무게를 이용해서 트레이닝 효과를 높이는 것이 목적이다.

난이도 ▶

POINT

이 운동으로 단련하는 근육

탄탄한 허리를 갖고 싶다면 복부 중앙의 복직근보다 옆에 있는 복사근을 단련하는 것이 더 효과적이다.

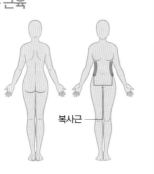

복사근

머리 위로 뻗은 팔은 곧게.

힘을 주지 않도록.

어깨에 힘을 주지 않는다.

등은 곧게 편다.

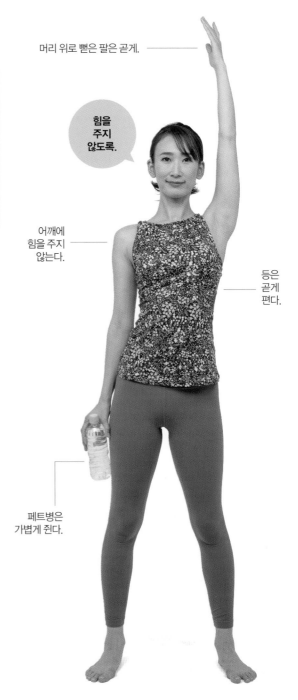

1 52~53쪽의 허리, 복부 스트레칭을 한다

2 한쪽 팔은 머리 위로 쭉 뻗고 선다

한 손에 물을 채운 500ml 페트병을 들고, 다른 쪽 팔은 머리 위로 쭉 편다. 다리는 어깨너비로 벌리고 등은 곧게 펴고 선다.

페트병은 가볍게 쥔다.

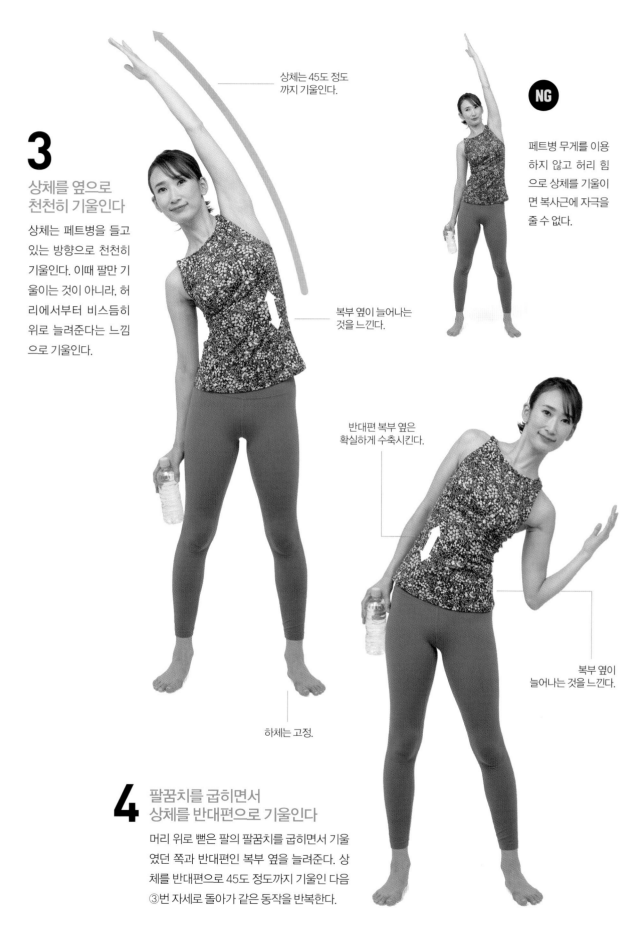

상체는 45도 정도
까지 기울인다.

3

상체를 옆으로
천천히 기울인다

상체는 페트병을 들고
있는 방향으로 천천히
기울인다. 이때 팔만 기
울이는 것이 아니라, 허
리에서부터 비스듬히
위로 늘려준다는 느낌
으로 기울인다.

NG

페트병 무게를 이용
하지 않고 허리 힘
으로 상체를 기울이
면 복사근에 자극을
줄 수 없다.

복부 옆이 늘어나는
것을 느낀다.

반대편 복부 옆은
확실하게 수축시킨다.

하체는 고정.

복부 옆이
늘어나는 것을 느낀다.

4

팔꿈치를 굽히면서
상체를 반대편으로 기울인다

머리 위로 뻗은 팔의 팔꿈치를 굽히면서 기울
였던 쪽과 반대편인 복부 옆을 늘려준다. 상
체를 반대편으로 45도 정도까지 기울인 다음
③번 자세로 돌아가 같은 동작을 반복한다.

옆구리 살 빼는 데 최고

러시안 트위스트보다 비트는 동작이 커지기는 하지만, 다리를 들어 올리지 않아도 되기 때문에 복사근을 중점적으로 단련할 수 있다. 반동을 이용하지 않고 천천히 진행한다.

POINT

이 운동으로 단련하는 근육

복부 주변은 단련하면 바로 효과가 나타나지만 반대로 운동을 거르면 바로 쇠퇴하므로 주의해야 한다.

복직근

복사근

배에 꼭 힘을 준다.

복부에 힘을 준다.

양 무릎을 붙인다.

발끝은 모은다.

1 페트병을 들고 무릎을 굽혀 바닥에 앉는다

무릎을 90도로 굽히고 바닥에 앉는다. 상체를 살짝 뒤로 기울여 상체와 허벅지로 V자를 만든 다음 가슴 앞에 물을 채운 500ml 페트병을 든다.

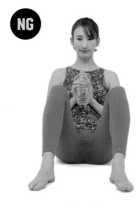

NG

Front

무릎 사이가 벌어지면 옆구리에 주는 부하가 분산되므로 무릎은 바짝 붙인다.

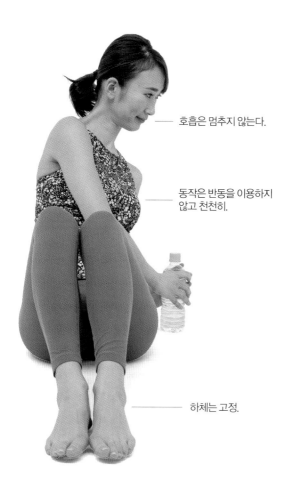

— 호흡은 멈추지 않는다.

— 동작은 반동을 이용하지
않고 천천히.

— 하체는 고정.

2 상체를 허리에서부터
비틀어준다

상체를 천천히 허리에서부터 비틀
어 페트병 바닥을 바닥에 붙인다.
이때, 자세가 무너지지 않도록 가
슴을 펴고 한다. 하체는 고정시키
고 상체만 움직인다.

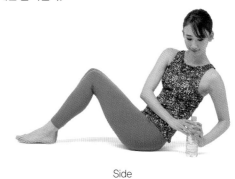

Side

천천히
한다.

3 천천히 반대편 옆으로
비틀어준다

①번으로 돌아가서 ②번과 마찬
가지로 천천히 반대편 옆으로
상체를 비튼 다음 페트병 바닥
을 바닥에 붙인다. 등을 무리해
서 펴면 복부에 준 힘이 쉽게 빠
지므로 복부에 힘이 계속 들어가
있는 것을 의식한다.

계속 복부에
힘을 준다.

허리가 젖히지
않도록.

4 52~53쪽
허리와 복부 스트레칭을 한다

13~14주차

트레이닝 | 앞으로 숙여 페트병 뒤로 들어 올리기 | 좌우 각 20회×1세트

너덜너덜 팔뚝 살 제거

덤벨 대신 페트병으로 상완근육(상완삼두근)을 단련하는 트레이닝이다. 이 운동의 포인트는 팔을 몸 측면에 고정시켜 팔꿈치를 기점으로 움직이는 것이다.

1 42~45쪽의 상완 스트레칭을 한다

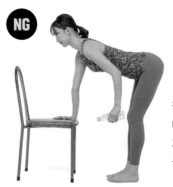

팔꿈치 위치가 몸 측면보다 낮아지면 상완삼두근에 자극을 줄 수 없으므로 팔꿈치는 몸에 고정시킨다.

2 상체를 앞으로 숙여서 한 손을 의자에 올려놓는다

한 손에 물을 채운 500ml 페트병을 들고 팔은 몸 측면을 따라 팔꿈치를 굽힌다. 다리는 허리너비로 벌리고 팔꿈치를 살짝 굽히며, 등이 바닥과 평행이 될 때까지 상체를 앞으로 숙이고 다른 한 손은 의자에 올려놓는다.

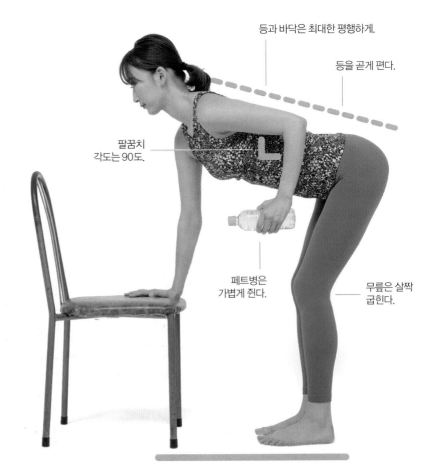

등과 바닥은 최대한 평행하게.

등을 곧게 편다.

팔꿈치 각도는 90도.

페트병은 가볍게 쥔다.

무릎은 살짝 굽힌다.

┃ POINT ┃

일상생활에서 사용하는 근육

상완은 어깨에서 팔꿈치까지 이르는 부분으로 흔히 알통으로 알려진 상완이두근과 그 뒤쪽에 있는 상완삼두근으로 이뤄져 있다. 상완이두근은 주로 팔꿈치를 굽히거나 손으로 물건을 쥘 때 많이 쓰이지만 상완삼두근은 그다지 많이 쓰이지 않기 때문에 여성들의 가장 큰 고민인 너덜너덜한 팔뚝살의 원인이 된다.

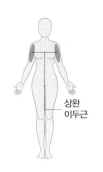

상완
이두근

이 운동으로 단련하는 근육

상완근육은 팔꿈치를 펼 때 쓰이는 근육이다. 일상생활에서는 그다지 쓰이지 않기 때문에 쉽게 쇠퇴하는 부분이다.

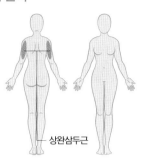

상완삼두근

---

3 팔꿈치를 기점으로 페트병을 뒤로 들어 올린다

어깨에서 팔꿈치까지를 몸 측면에 고정시킨 뒤 팔꿈치를 기점으로 페트병을 뒤로 들어 올린다. 들어 올린 다음에는 천천히 ②번으로 돌아온 다음 같은 동작을 반복한다.

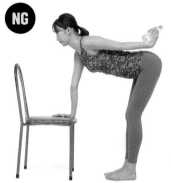

페트병을 들어 올릴 때 손목을 돌리면 상완삼두근이 단련되지 않으므로 손목은 고정시킨다.

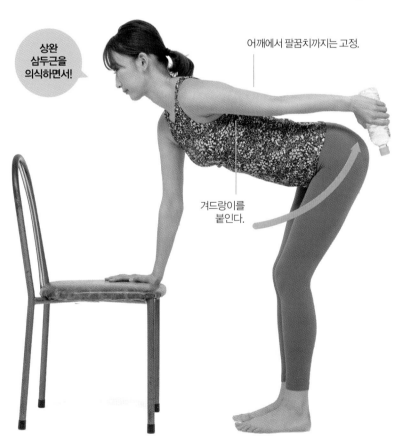

상완
삼두근을
의식하면서!

어깨에서 팔꿈치까지는 고정.

겨드랑이를
붙인다.

난이도 ▶

② 트레이닝 | 앉아서 페트병 뒤로 넘기기   20회×1세트

매끈한 어깨라인

팔을 머리 위로 뻗어 머리 위에서 페트병을 들고 팔꿈치를 굽혔다 펴는 동작으로 상완삼두근을 단련하는 운동이다. 이 운동의 포인트는 킥백과 마찬가지로 팔꿈치 위치를 고정시키는 것이다. 역시 올바른 동작으로 트레이닝하는 것이 중요하다.

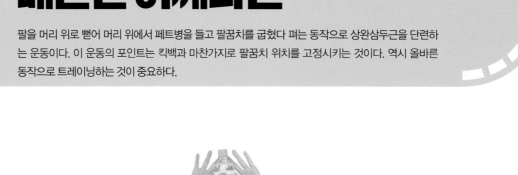

페트병은 손가락에 걸어준다는 느낌으로 잡는다.

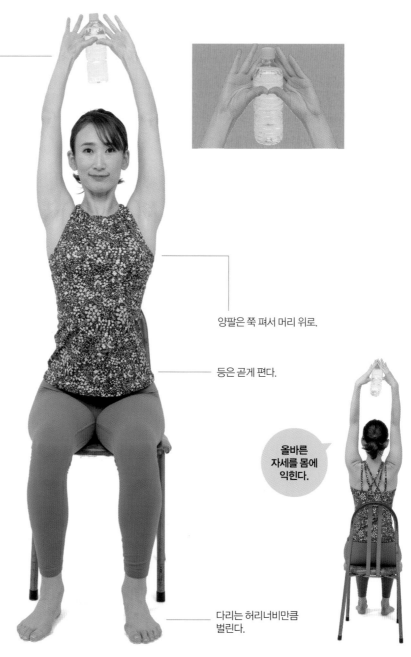

양팔은 쭉 펴서 머리 위로.

1 팔을 머리 위로 뻗어 머리 위에서 페트병을 들고 의자에 앉는다

다리는 허리너비만큼 벌리고 등을 곧게 편 다음 의자에 살짝 걸터앉는다. 양팔을 머리 위로 쭉 뻗어서 물을 채운 500ml 페트병 입구를 양손으로 잡는다. 페트병을 손가락으로 걸어주는 느낌으로 잡으면 굳이 단련하고 싶지 않은 전완, 즉 아래팔이나 상완이두근(알통)에 불필요한 힘이 들어가지 않으므로 참고한다.

등은 곧게 편다.

올바른 자세를 몸에 익힌다.

다리는 허리너비만큼 벌린다.

이 운동으로 풀어주는 근육

상완삼두근은 평소에
사용하지 않기 때문에
더더욱 근육 트레이닝
을 하고 나면 즉시 변화
를 느낄 수 있는 부분이
기도 하다. 확실하게 의
식하면서 운동한다.

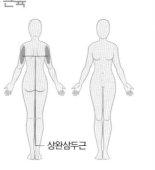

상완삼두근

불필요한
힘이 들어가지
않도록 한다.

팔꿈치 위치를 고정시킨다.

호흡을 멈추지 않는다.

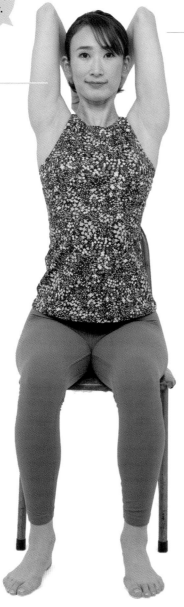

2 팔꿈치 위치를 고정시킨
다음 팔꿈치를 굽힌다

팔꿈치 위치는 움직이지 않는 상태
에서 팔꿈치를 서서히 굽힌다. 끝까
지 굽힌 다음에는 천천히 ①번으로
돌아와 이 동작을 반복한다.

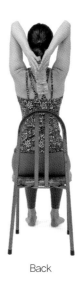

Back

13~14주차

3 트레이닝 | 앉아서 한 손으로 페트병 뒤로 넘기기 | 좌우 각 20회×1세트

팔근육에 필수 운동

한 손으로 하는 프렌치 프레스는 단련하는 팔의 팔꿈치를 반대편 손으로 누르기 때문에 78쪽의 프렌치 프레스보다 자세가 쉽게 무너지지 않아 곡선미 트레이닝 초보자들도 쉽게 할 수 있는 운동이다.

POINT

이 운동으로 단련하는 근육

상완삼두근은 쉽게 쇠퇴하는 근육이기도 하지만 부종 때문에 쉽게 지방이 붙고 나이가 들면 늘어지는 근육이다.

상완삼두근

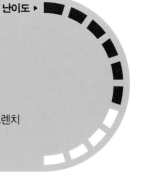

팔은 쭉 뻗어서 머리 위로.

등은 곧게 편다.

1

머리 위에서 한 손으로 페트병을 들고 의자에 앉는다

다리는 허리너비만큼 벌리고 등을 곧게 편 다음 의자에 살짝 걸터앉는다. 한 팔을 머리 위로 곧게 뻗고 물을 채운 500ml 페트병의 입구를 잡고 다른 한 손으로 팔꿈치를 고정한다.

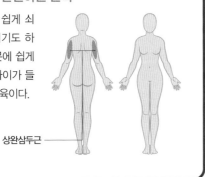

팔꿈치 위치를 고정.

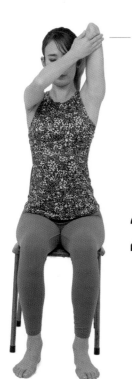

2

팔꿈치 위치를 고정한 다음 팔꿈치를 굽힌다

팔꿈치 위치는 움직이지 않는 상태에서 팔꿈치를 서서히 굽힌다. 끝까지 굽힌 다음에는 천천히 ①번으로 돌아와 이 동작을 반복한다. 끝나고 나면 반대편 팔도 같은 방법으로 반복한다.

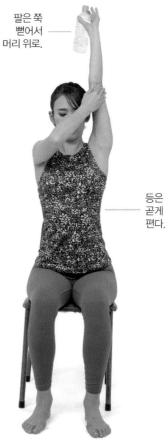

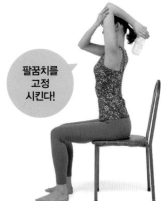

팔꿈치를 고정 시킨다!

좌우 각 20초×1세트　상완 운동 | 스트레칭　13~14주차 ①

팔뚝 살과 어깨결림을 한번에

상완삼두근을 풀어주는 운동이다. 스트레칭으로 유연성을 유지하면 평소 근육의 사용빈도도 높아지므로 너덜너덜한 팔뚝 살도 제거할 수 있다. 팔에서 어깨까지 이르는 부분의 결림도 줄일 수 있다.

늘려줄 때는 숨을 내쉰다.

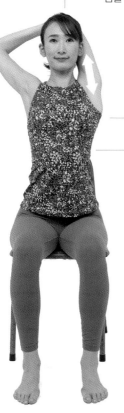

가슴을 편다.

등을 곧게 편다.

POINT

이 운동으로 풀어주는 근육

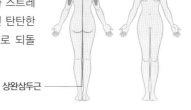

피부가 늘어지고 셀룰라이트가 있더라도 근육 트레이닝과 스트레칭을 반복하면 탄탄한 상완삼두근으로 되돌릴 수 있다.

상완삼두근

1

팔을 머리 뒤로 넘겨서 팔꿈치를 잡는다

다리는 허리너비만큼 벌리고 등을 곧게 편 다음, 의자에 살짝 걸터앉는다. 팔을 머리 뒤로 넘겨서 한 손으로 다른 팔 팔꿈치를 잡고 팔꿈치를 안쪽으로 누른다는 느낌으로 천천히 상완삼두근을 늘려준다.

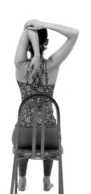

Back

늘려주는 쪽 팔은 힘을 뺀다.

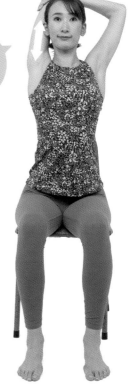

확실하게 늘어나는 것을 느낀다.

2

팔을 바꿔 상완 뒤쪽을 늘려준다

팔을 바꿔 반대편도 같은 방법으로 스트레칭한다. 늘려주는 쪽 팔은 힘을 빼고 등뼈 위치에 손바닥이 오도록 팔꿈치를 굽힌다.

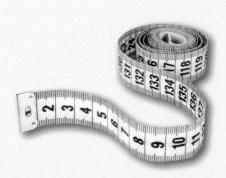

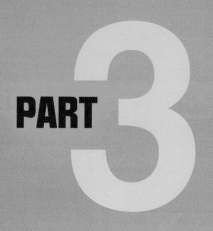

PART 3

고민되는 부위별 예쁜 라인
만들어주는 플러스 운동

3부에서는 고민이 되는 특정 부위의 예쁜 라인을 위한 플러스 운동을 소개한다. 앞벅지가 두꺼워 고민이라면 앞벅지를 위한 근육 트레이닝, 다리라인이 고민이라면 무릎 아래를 위한 근육 트레이닝. 발목이 굵어서 고민이라면 발목 근육 트레이닝을 하면 된다. 일상생활 속에서 혹사당하는 이 근육들은 단련하는 대신 늘려서 풀어주고 유연하게 만드는 것이 목적이다.

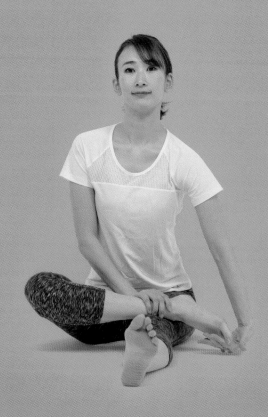

1–2주차 1

스트레칭 | 앞벅지 운동   좌우 각 20초×1세트

난이도 ▶

툭 튀어나온 앞벅지 없애기

일상생활에서 혹사당하는 앞벅지근육을 풀어주는 스트레칭이다. 이 운동의 포인트는 엉덩이근육에 힘을 주는 것이다. 허리가 안정되므로 공략하려는 근육을 확실하게 늘려줄 수 있다.

POINT

일상생활에서 사용하는 근육

허벅지근육은 크게 앞벅지근육(대퇴사두근), 뒷벅지근육(햄스트링), 안벅지근육(내전근)으로 이뤄져 있다. 앞벅지근육은 평소에 쓰이기 때문에 쉽게 두꺼워진다. 이 근육이 두꺼워지면 뒷벅지근육과 안벅지근육은 쇠퇴하여 늘어진다. 따라서 앞벅지근육을 단련하지 말고 풀어주는 데 중점을 두자.

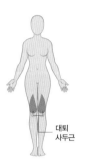

대퇴사두근

이 운동으로 풀어주는 근육

앞벅지근육은 계단을 오르거나 자전거 페달을 밟는 등 일상생활에서 사용빈도가 높다. 과도하게 단련하면 다리가 굵고 우람해 보일 수 있다.

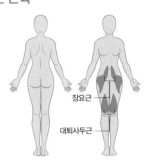

장요근

대퇴사두근

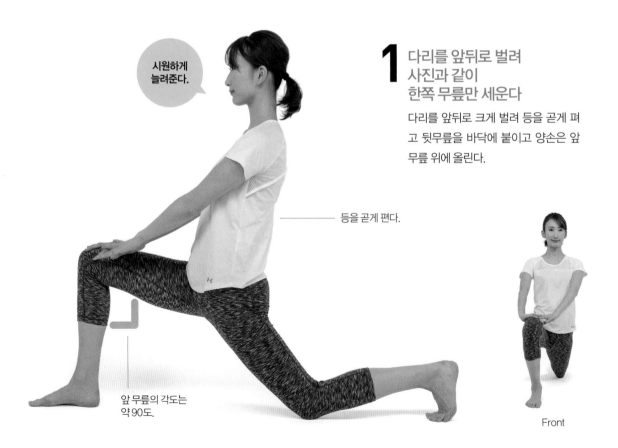

시원하게 늘려준다.

1 다리를 앞뒤로 벌려 사진과 같이 한쪽 무릎만 세운다

다리를 앞뒤로 크게 벌려 등을 곧게 펴고 뒷무릎을 바닥에 붙이고 양손은 앞무릎 위에 올린다.

등을 곧게 편다.

앞 무릎의 각도는 약 90도.

Front

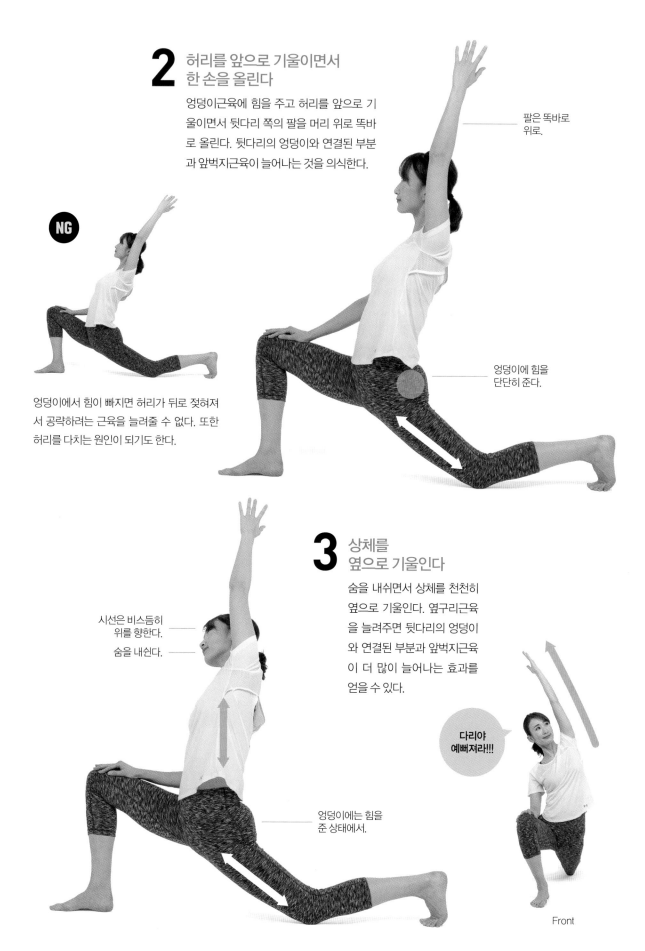

2 허리를 앞으로 기울이면서 한 손을 올린다

엉덩이근육에 힘을 주고 허리를 앞으로 기울이면서 뒷다리 쪽의 팔을 머리 위로 똑바로 올린다. 뒷다리의 엉덩이와 연결된 부분과 앞벅지근육이 늘어나는 것을 의식한다.

팔은 똑바로 위로.

엉덩이에 힘을 단단히 준다.

NG

엉덩이에서 힘이 빠지면 허리가 뒤로 젖혀져서 공략하려는 근육을 늘려줄 수 없다. 또한 허리를 다치는 원인이 되기도 한다.

3 상체를 옆으로 기울인다

숨을 내쉬면서 상체를 천천히 옆으로 기울인다. 옆구리근육을 늘려주면 뒷다리의 엉덩이와 연결된 부분과 앞벅지근육이 더 많이 늘어나는 효과를 얻을 수 있다.

시선은 비스듬히 위를 향한다.
숨을 내쉰다.

엉덩이에는 힘을 준 상태에서.

다리야 예뻐져라!!!

Front

1-2주차
①

엑서사이즈 | 장요근 액티브 스트레칭 | 좌우 각 10회×2세트

바른 골반으로 거듭나기

엑서사이즈의 요소를 더한 스트레칭으로 허벅지의 토대를 이루는 고관절 주변에 있는 근육인 장요근을 풀어주는 운동이다. 중력과 반동을 이용하여 리드미컬하게 움직여보자.

1 의자에 한 손을 올리고
똑바로 선다

의자처럼 지탱할 수 있는 물건에
한 손을 올린 뒤 균형을 잡고 서서
등을 곧게 펴고 선다.

2 대각선을 이루는 팔과
다리를 위로 들어 올린다

복부에 힘을 주고 의자에 올린 손
의 반대편 팔을 머리 위로 뻗으면
서 동시에 대각선을 이루는 다리
를 위로 들어 올린다. 어깻죽지와
고관절부터 움직이도록 한다.

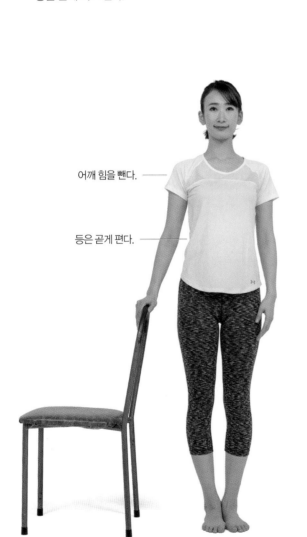

어깨 힘을 뺀다.

등은 곧게 편다.

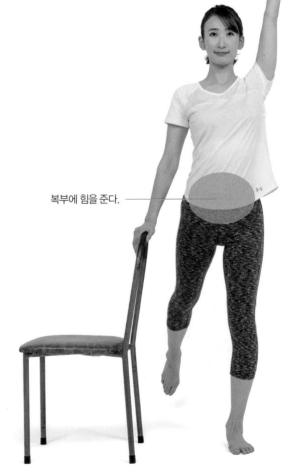

복부에 힘을 준다.

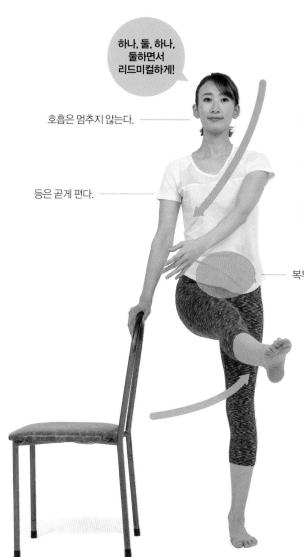

하나, 둘, 하나,
둘하면서
리드미컬하게!

호흡은 멈추지 않는다. ————

등은 곧게 편다. ————

복부에 힘을 준다.

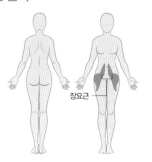

POINT

이 운동으로 단련하는 근육

장요근은 고관절 속에
있으며 몸통을 지탱하
는 중요한 근육이다. 일
상생활에서는 걷거나
뛰거나 힘을 주어 버티
는 동작을 할 때 쓰인다.

장요근

3 팔은 힘껏 내리치면서 다리를 앞으로 차 올린다

복부에 힘을 준 상태에서 들어 올린 팔
을 힘껏 내리치면서 동시에 다리를 앞
으로 차 올려 몸 앞에서 팔과 다리를 교
차시킨다. 동작을 2~3회 리드미컬하
게 반복한다.

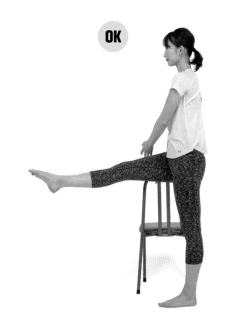

OK

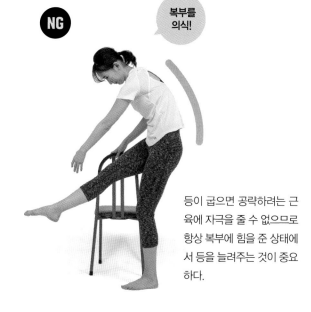

NG

복부를
의식!

등이 굽으면 공략하려는 근
육에 자극을 줄 수 없으므로
항상 복부에 힘을 준 상태에
서 등을 늘려주는 것이 중요
하다.

스트레칭 | 수건 활용 | 좌우 각 20초×1세트

뒷벅지 셀룰라이트 없애기

뒷벅지근육, 즉 햄스트링을 풀어주는 스트레칭이다. 수건을 사용하기 때문에 몸이 뻣뻣한 사람도 효율적으로 스트레칭할 수 있다. 수건의 길이, 다리를 올리는 각도는 자신에게 맞게 조정해도 된다.

POINT

이 운동으로 풀어주는 근육

운동이 부족한 사람은 특히 뒷벅지근육을 사용할 일이 없기 때문에 근육이 많이 경직되어 있다. 스트레칭을 통해 이 근육을 깨워주면 일상생활에서 사용빈도가 높아진다.

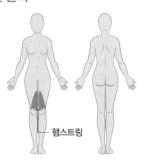

— 햄스트링

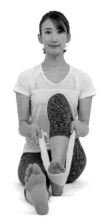

Front

1 한쪽 무릎을 굽혀서 수건을 걸어준다

다리를 앞으로 뻗고 앉아 등을 곧게 편다. 한쪽 무릎을 굽혀 발바닥 안쪽의 아치에 수건을 걸고 수건 양끝을 잡은 상태에서 준비한다.

— 등은 곧게 편다.

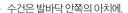

— 수건은 발바닥 안쪽의 아치에.

2 수건을 잡아당기면서 한쪽 무릎을 늘려준다

수건을 몸쪽으로 잡아당기면서 굽힌 무릎을 비스
듬히 위로 늘려준다. 뒷벅지근육이 늘어나는 것
을 의식한다.

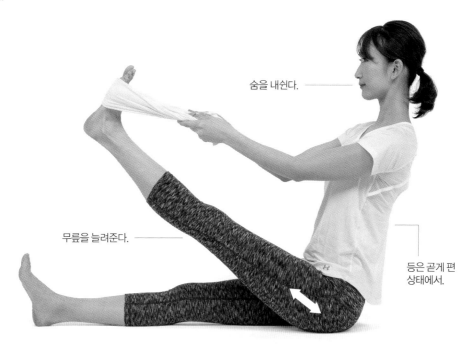

숨을 내쉰다.

무릎을 늘려준다.

등은 곧게 편
상태에서.

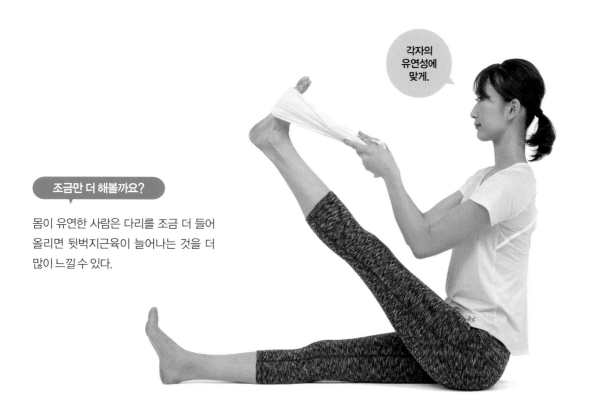

각자의
유연성에
맞게.

조금만 더 해볼까요?

몸이 유연한 사람은 다리를 조금 더 들어
올리면 뒷벅지근육이 늘어나는 것을 더
많이 느낄 수 있다.

스트레칭 | 비복근 운동 `20초×1세트`

난이도 ▶

종아리알 쭉쭉 빼기

종아리도 일상생활에서 쉽게 혹사당하는 근육이다. 경직된 근육이 발달하면 다리가 굵어지는 원인이 되어 트레이닝의 효과가 반감한다. 주의하여 운동하도록 하자.

─ POINT ─

일상생활에서 사용하는 근육

종아리의 정식 명칭은 하퇴삼두근이다. 표면에는 비복근, 그 밑에는 평목근이 있다. 서고, 걷고, 달리는 등 발목을 움직일 때 쓰인다. 종아리는 일상생활에서 늘 쓰이기 때문에 날씬한 다리라인을 만드는 것이 목표라면 이 근육을 굳이 단련시킬 필요는 없다. 이 근육은 부드럽게 만들어 주기 위해 스트레칭을 해야 한다.

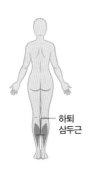

하퇴
삼두근

이 운동으로 풀어주는 근육

종아리는 발목을 움직일 때 필요한 근육이다. 일상생활의 거의 모든 동작에 쓰이기 때문에 피로가 쉽게 쌓이는 부위이기도 하다.

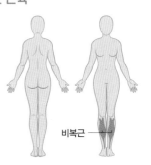

비복근

1 양손과 양발을 바닥에 붙이고 엉덩이를 위로 올린다

양손과 양발을 바닥에 붙이고 엉덩이를 높이 올려 몸 전체로 삼각형을 만든다. 양손은 어깨너비보다 약간 넓게, 발은 허리 너비만큼 벌린 상태에서 종아리를 늘려준다.

등은 곧게 편다.

시원하게 쭉 늘어나는 것을 느껴보자.

호흡은 멈추지 않는다.

2 한쪽 발목 위에 다른 쪽 다리를 얹는다

한쪽 발목 위에 다른 쪽 다리를 얹어서 무게중심을 싣는다. 이때 호흡은 멈추지 않는다.

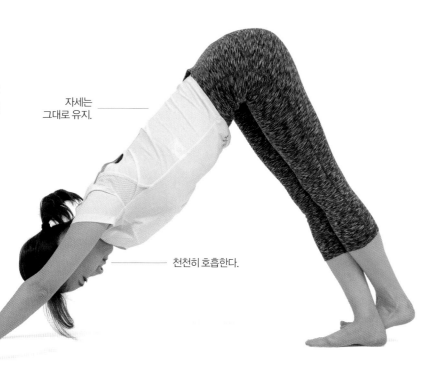

자세는 그대로 유지.

천천히 호흡한다.

등은 곧게 늘려준다.

호흡은 멈추지 않는다.

3 한쪽 무릎을 굽힌다

한쪽 무릎을 굽히고 다른 쪽 다리는 쭉 늘려주어 종아리를 스트레칭한다. 한쪽 다리에 체중이 실리기 때문에 스트레칭 강도가 높아진다. 같은 동작을 좌우교대로 실시한다. 몸이 뻣뻣한 사람은 늘려주는 쪽의 뒤꿈치를 살짝 들어도 괜찮다.

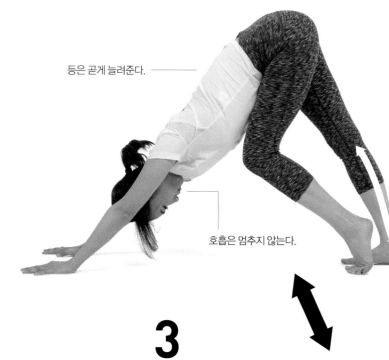

스트레칭 | 평목근 운동 **좌우 각 20초×1세트**

난이도 ▶

다리 붓기 빼기에 탁월

종아리의 심층부에 있는 평목근을 풀어주는 스트레칭이다. 이 운동의 포인트는 무릎을 굽혀서 발바닥을 바닥에 붙이는 것이다. 무릎을 굽히면 비복근이 이완되므로 평목근을 집중적으로 늘릴 수 있다.

POINT

이 운동으로 풀어주는 근육

평목근은 발목을 펴줄 때 필요한 근육이다. 사람의 몸이 앞으로 넘어지지 않도록 균형을 잡아주는 역할을 담당하는 것이 평목근이다.

평목근 ──

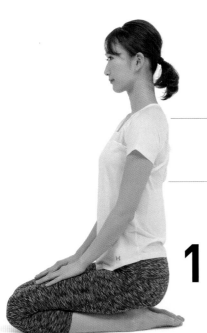

어깨 힘을 뺀다.

등은 곧게 편다.

1 등은 곧게 펴고 정좌한다

등을 곧게 펴고 정좌한 자세로 준비한다.

등은 곧게 편 상태에서.

숨을 내쉰다.

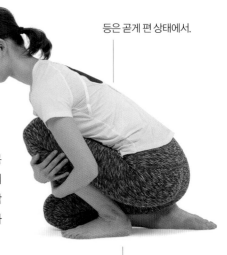

2 무릎 위에 체중을 싣는다

한쪽 무릎을 세우고, 세운 다리의 발목을 확실하게 바닥에 붙인다. 무릎 아래를 양손으로 감싸서, 상체로 무릎을 감싸는 자세로 천천히 체중을 싣고 종아리를 늘려준다.

뒤꿈치가 바닥에서 떨어지지 않도록.

NG

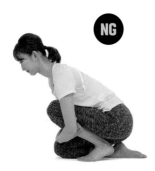

뒤꿈치가 바닥에서 떨어지면 평목근을 스트레칭할 수 없으므로 발바닥은 확실히 바닥에 붙인다.

좌우 각 20초×1세트 | 비복근 운동 | **스트레칭** | 1~2주차 **3**

종아리를 깃털처럼 가볍게

흔히 '아킬레스건 늘려주기'라고 부르는 스트레칭이다. 단순한 운동이기 때문에 더더욱 자세가 올바른 지 정확하게 체크하는 것이 중요하며, 의자 대신 평평하고 견고한 벽에 손을 대고 해도 좋다.

1

의자에 손을 대고 똑바로 선다

의자와 같은 지탱할 만한 물건을 준비한다. 의자 등받이에 양손을 올린 다음 등을 곧게 펴고 똑바로 선다.

등은 곧게 편다.

POINT

이 운동으로 풀어주는 근육

종아리는 제2의 심장이라고도 부른다. 하체의 혈액을 상체로 올려 보내는 중요한 역할도 담당하고 있기 때문이다.

비복근

2

다리를 앞뒤로 벌리고 앞무릎을 굽힌다

상체를 앞으로 기울이고 다리를 앞뒤로 벌린다. 앞무릎을 살짝 굽히고 뒷다리는 쭉 펴서 뒤꿈치를 든다. 양손으로 의자의 등받이를 잡고 상체를 지탱한다.

숨을 내쉰다.

허리가 뒤로 젖히지 않도록.

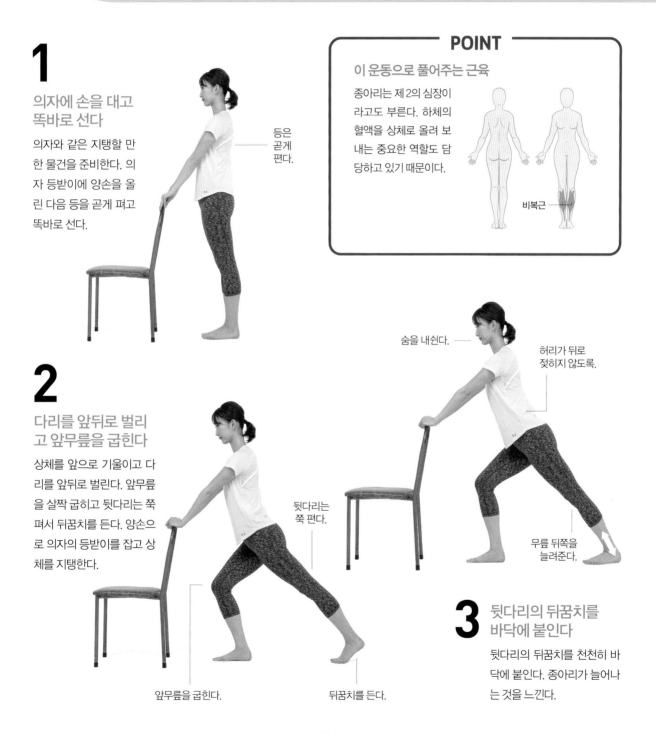

뒷다리는 쭉 편다.

무릎 뒤쪽을 늘려준다.

앞무릎을 굽힌다.

뒤꿈치를 든다.

3

뒷다리의 뒤꿈치를 바닥에 붙인다

뒷다리의 뒤꿈치를 천천히 바닥에 붙인다. 종아리가 늘어나는 것을 느낀다.

1~2주차 ①

스트레칭 | 발바닥으로 공 굴리기 | **좌우 각 30초×1세트**

난이도 ▶

하이힐이 어울리는 발목으로

발바닥으로 테니스공을 굴리는 운동으로, 발목의 움직임과 관련된 발바닥 근육을 풀어준다. 의자에 앉아 해도 되므로 일하는 중간에 잠시 하는 것도 좋은 방법이다. 테니스공 대신 골프공을 사용해도 된다.

POINT

일상생활에서 사용하는 근육

발목이 굵어지는 이유는 다양한데, 종아리와 발목의 근육상태도 영향을 미친다. 특히 여성은 힐을 신으면 장시간 동안 발이 긴장해있기 때문에 피로가 쌓여 발목이 부으면서 굵어지는 원인이 된다. 원래 몸 전체를 지탱하는 것은 발바닥 근육이다. 발바닥을 확실하게 풀어주어 매끈한 다리라인을 만들자.

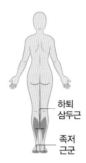

하퇴삼두근

족저근군

이 운동으로 풀어주는 근육

발바닥은 수많은 작은 근육으로 이루어져 있으며, 무릎이나 발목관절의 움직임에 관여한다. 또한 자세를 유지하거나 보행하는 데 도움을 주기도 한다.

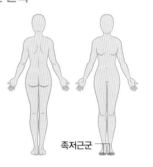

족저근군

발바닥으로 테니스공을 굴린다.

테니스공을 바닥에 놓고 그 위에 발을 올린다. 체중을 싣고 공을 굴려 발바닥 전체를 마사지한다. 발바닥으로 원을 그리듯이 발가락 끝, 발바닥 안쪽의 아치, 발 바깥쪽, 뒤꿈치 주변 등을 이용하여 골고루 굴린다. 의자에 앉아서 해도 된다.

호흡을 멈추지 않는다.

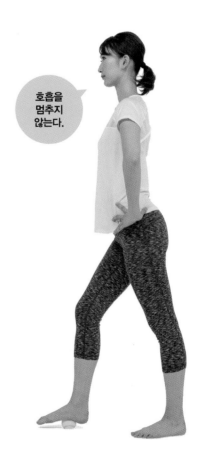

체중을 실어 원을 그리듯이 굴린다.

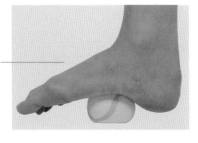

좌우 각 30초×1세트　발바닥으로 공 움켜쥐기 | 스트레칭　1~2주차 ②

발바닥이 아픈 날

평발(발바닥의 안쪽 아치가 낮아지거나 소실된 상태)인 사람에게 추천하는 스트레칭이다. 테니스공을 발바닥으로 움켜쥐면 발바닥에 아치가 생기게 된다. 스트레칭을 하면서 발가락의 움직임을 의식한다.

POINT

이 운동으로 풀어주는 근육

충격을 흡수하는 역할을 담당하는 발바닥의 아치가 소실된 평발은 다리 전체가 쉽게 피로해지며 부종의 원인이 된다.

족저근군

발바닥의 앞부분을 공에 올린다.

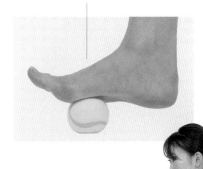

1 테니스공 위에 발을 올린다

테니스공을 바닥에 놓고 그 위에 발바닥의 앞부분을 올린 다음 준비한다.

발등이 둥글게 되도록.

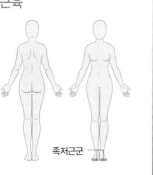

발가락으로 공을 움켜쥔다.

2 발가락으로 테니스공을 움켜쥔다

발가락 다섯 개를 모두 사용하도록 의식하면서 테니스공을 꽉 움켜쥔다. 발등을 둥글게 말아 발바닥에 아치를 만든다는 느낌이 들게 한다.

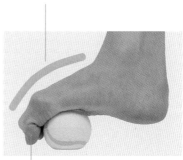

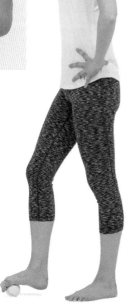

1-2주차

③ 스트레칭 | 발가락 운동 좌우 각 20초×1세트

하이힐 신은 날에 필수

하루 종일 높은 힐을 신고 걸어 다니는 사람은 발가락이 경직되어 있을 가능성이 높다. 지면을 강하게
쥐는 발가락 본연의 기능을 되찾을 수 있도록 정성껏 풀어주어 바른 자세를 갖도록 하자.

── POINT ──

이 운동으로 풀어주는 근육

신발을 신으면 지면을
강하게 쥐어 전신의 균
형을 잡아주는 발가락
본연의 역할이 상실되
기 쉽다. 발목 스트레칭
을 통해 발가락 근육에
자극을 주도록 하자.

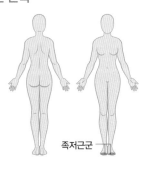

족저근군

1

허벅지 위에 발을
올린다

허벅지 위에 스트레칭을
하는 발을 올리고 준비한
다. 이 스트레칭은 특별히
자세가 중요하지 않으므
로 자신에게 편한 자세로
해도 된다.

편한 자세로.

2

손으로 발목을 잡고
앞뒤로 움직인다

손으로 엄지발가락과 검지발가락, 검지발가락
과 중지발가락 등, 이웃해있는 발가락을 두 개
씩 잡고 앞뒤로 늘려준다. 특히 힐을 많이 신는
사람은 생각보다 발가락이 많이 경직되어 있
으므로 발가락 사이를 벌려준다는 느낌으로
정성껏 늘려준다.

발가락 하나하나를 정성껏 풀어준다.

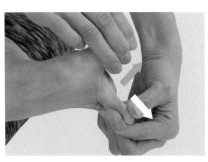

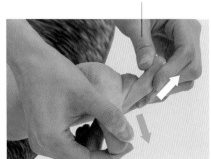

좌우 각각 수건 끝에서 끝까지×1세트 | 수건 활용 | **스트레칭**

발목이 부은 날에 효과만점

95쪽의 '발바닥으로 공 움켜쥐기'와 마찬가지로 평발인 사람에게 추천하는 스트레칭이다. 이 운동의 포인트는 뒤꿈치가 바닥에서 뜨지 않는 것이다.

POINT

이 운동으로 풀어주는 근육

평발이나 무지외반증처럼 발에 문제가 있으면 걷거나 설 때 좋지 않은 습관이 붙어 발목이 붓는 원인이 된다.

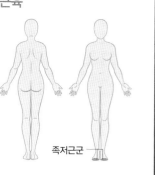

족저근군

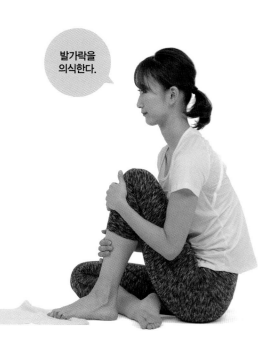

발가락을 의식한다.

1 바닥에 수건을 깔고 발을 올린다

잘 미끄러지는 바닥에 수건을 깔고 그 위에 한쪽 무릎을 세운 발을 올린 다음 준비한다. 자신에게 편한 자세로 하면 되며, 의자에 앉아서 해도 된다.

잘 미끄러지는 바닥에서 하면 쉽게 할 수 있다.

뒤꿈치는 바닥에 붙인다.

발등이 둥글게 되도록.

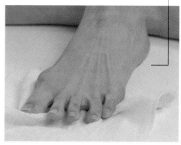

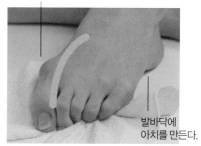

발바닥에 아치를 만든다.

2 발가락으로 수건을 주름잡는다

발바닥을 수건 위에 올리고 엄지발가락에서 새끼발가락까지 모든 발가락을 이용하여 수건을 주름잡는다. 뒤꿈치가 바닥에서 뜨지 않도록 주의하면서 발바닥 가운데 아치를 만든다.

1-2주차

⑤ **스트레칭** | 발목 돌리기 | 좌우 각 20초×1세트

발목 통증에 확실한 방법

발가락 사이에 손가락을 끼워 넣은 상태에서 발목을 돌린다. 이 운동의 목표는 발가락을 스트레칭하면서 동시에 발목의 유연성도 높여주는 것이다. 무릎과 고관절의 부담을 줄이는 데도 도움이 된다.

1 발가락 사이에 손가락을 끼운다

앉아서 스트레칭을 하는 쪽의 무릎을 굽힌 뒤 다른 쪽 다리의 허벅지 위에 올린다. 엄지 발가락 사이에 손가락을 끼워 넣고 준비한다.

POINT

이 운동으로 풀어주는 근육

발목이 뻣뻣하면 불필요한 근육을 쓰게 되므로 부드러운 다리라인을 만들 수 없다. 발목을 확실하게 유연하게 만들 수 있도록 발바닥 근육을 풀어주자.

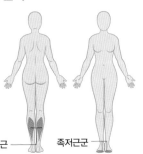

하퇴삼두근   족저근군

하기 편한 자세로.

발가락을 확실하게 벌린다.

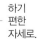

발목을 최대한 크게 돌린다.

2 발가락을 벌린 상태에서 발목을 돌린다

손가락을 끼워 넣은 상태에서 발목을 천천히 돌린다. 안과 밖으로 돌리기를 각각 20초씩 한다.

영양과 칼로리를 나에게 맞춤형으로 조정

실천편에서는 '조금만 추가하고 조금만 바꾸기'를 어떻게 실천할 수 있는지 구체적으로 예를 들어보겠다. 무엇보다 중요한 것은 의식을 바꾸는 것이다.

13~14쪽에 기록된 식사의 칼로리 및 영양컨트롤을 다시 살펴보자. 예시를 보면, 일단 탄수화물이 많을 뿐만 아니라 칼로리도 과다한 상태다. 반면에 단백질은 살짝 부족하므로 달걀과 요구르트를 조금 곁들일 것을 권장한다. 지질은 약간 과다한 경향을 보이며, 변경 후의 식사내용도 목표치에는 이르지 못한다. 이러한 내용을 미리 알고 영양과 칼로리를 컨트롤하면서 이 책에 제시된 운동을 꾸준히 한다면 누구나 쉽게 예쁜 허리라인 만들기에 성공할 수 있을 것이다.

	아침	점심	저녁
월요일	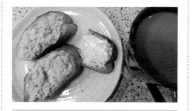 프렌치바게트(2.5장), 참치마요(30g), 마가린(1작은술 4g), 카페라테 **프렌치바게트는 2장으로 줄이고 채소수프 추가하기** **400 kcal** 단백질 12.7g 지질 16.8g 탄수화물 52.8g 먼저 프렌치바게트 0.5장을 줄인다. 참치는 단백질과 비타민B군이 풍부하면서 포화지방산도 적으며 고단백·저탄수화물인 훌륭한 식품이다. 채소수프를 추가한다.	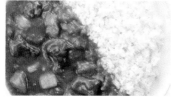 쇠고기 카레(1인분) **달걀 추가하기** **541 kcal** 단백질 30.6g 지질 22.6g 탄수화물 76g 달걀은 영양이 완전한 식품이고 단백질 함유량도 많아서 다이어트할 때 필수 식품이다. 점심에는 달걀을 보충하여 영양분을 높이자.	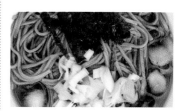 매밀소바(1인분) **두부와 삶은 달걀 추가하기** **671 kcal** 단백질 34.3g 지질 19.1g 탄수화물 23.9g 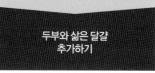 우동보다 칼로리가 낮은 소바를 선택한 것은 현명한 선택이다. 아침에 빵, 점심에 밥을 먹었으므로 저녁에는 탄수화물을 피해야 한다. 저녁에는 두부와 삶은 달걀을 추가해서 고단백 메뉴로 만들자.

	아침	점심	저녁

수요일

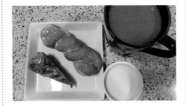

애플파이(1/2 조각),
꽈배기도넛, 요구르트,
카페라테

**채소수프를 추가하고
애플파이는 프렌치 바게트로 바꾸기**

459 kcal	단백질	16g
	지질	17.3g
	탄수화물	60.5g

아침에 공복상태에서 탄수화물이 주성분인 단 음식을 먹으면 혈당치가 급상승하여 더더욱 당분을 지방으로 전환하여 축적시키므로 채소수프를 먼저 먹도록 한다.

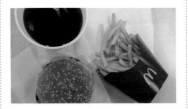

햄버거,
감자튀김, 홍차

**햄버거는 치즈버거로 바꾸고
감자튀김은 샐러드로 바꾸기**

416 kcal	단백질	21.3g
	지질	18.2g
	탄수화물	42.3g

햄버거와 감자튀김은 함께 먹으면 맛있는 메뉴이기는 하지만 지질과 탄수화물 함유량이 높으므로 꼭 참고 샐러드로 바꾼다. 햄버거를 치즈버거로 바꾸면 단백질 함유량이 높아진다.

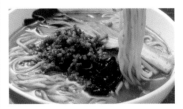

탄탄면, 병맥주(500ml)

**물만두(다섯 개)
추가하기**

1168 kcal	단백질	44g
	지질	41.4g
	탄수화물	118.2g

탄탄면은 참깨와 고추기름이 많이 들어가는 고지방식품이므로 가능하면 피하는 것이 좋다. 꼭 먹어야 할 때는 국물을 전부 다 먹지 않도록 한다. 중화요리 중에 선택한다면 탄탄면 대신 물만두를 추천한다.

금요일

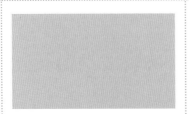

없음

**달걀, 낫토,
요구르트**

263 kcal	단백질	18.8g
	지질	12.2g
	탄수화물	18.2g

아침을 걸러 공복인 상태가 길어지면 자신도 모르게 점심을 많이 먹게 되곤 한다. 아침에 시간이 없을 때는 간단하게 달걀, 낫토, 요구르트라도 먹도록 하자.

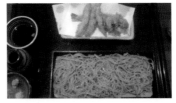

튀김메밀국수

541 kcal	단백질	26.3g
	지질	21.3g
	탄수화물	101.7g

메밀국수는 괜찮지만 튀김은 문제가 된다. 튀김은 특히 고칼로리 음식이기 때문이다.

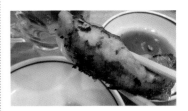

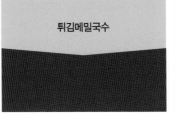

만두(한 접시에 다섯 개 들은 만두를 총 네 접시), 맥주(350ml),
하이볼 2잔

**만두는 물만두(다섯 개)로 바꾸고
냉두부 추가하기**

671 kcal	단백질	32.8g
	지질	20.7g
	탄수화물	55.4g

만두는 고기와 채소를 함께 섭취할 수 있지만, 껍질 부분은 탄수화물을 많이 함유하고 있기 때문에 물만두로 칼로리를 억제하도록 하자. 냉두부를 추가해 단백질 섭취를 늘린다.

	아침	점심	저녁

토요일

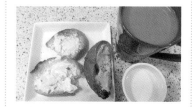

**프렌치바게트(2.5장),
마가린(한 큰술, 약 12g),
요구르트, 카페라테**

프렌치바게트는 2장으로 줄이고 치즈 한 개 추가하기

385 kcal

단백질	16.7g
지질	11.7g
탄수화물	53.0g

프렌치바게트는 0.5장을 줄여 2장만 먹도록 하자. 되도록 마가린은 삼가고 치즈를 한 개 추가하면 지질은 줄이고 단백질을 섭취할 수 있다.

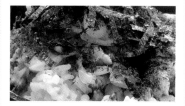

**바지락밥,
바지락된장국**

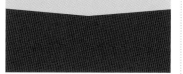

416 kcal

단백질	13.3g
지질	1.4g
탄수화물	76.6g

밥과 국에 모두 바지락이 들어간 메뉴이다. 바지락은 칼슘, 아연, 철분, 비타민B12, 타우린, 비타민B2 등을 함유한 영양가가 높은 식재료다.

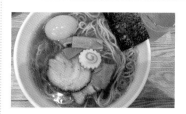

**간장라면,
병맥주(반 병, 250ml)**

샐러드(작은 접시) 추가하기

581 kcal

단백질	22.4g
지질	8.7g
탄수화물	83.4g

간장라면에 병맥주. 아침부터 전혀 채소를 섭취하지 않았으므로 채소를 작은 접시로라도 한 접시는 먹어야 한다.

일요일

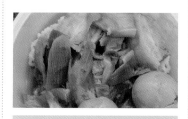

**돼지고기조림덮밥
(밥 250g + 돼지고기조림
4장 + 달걀 1개)**

채소수프 추가하기

885 kcal

단백질	32.1g
지질	32.5g
탄수화물	110.5g

덮밥류는 아무래도 밥(탄수화물)의 양이 적어지므로 덮밥보다는 작은 밥공기에 밥을 따로 담아서 먹는 것도 좋은 아이디어가 될 수 있다. 채소수프를 추가한다.

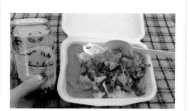

**버터치킨카레,
캔맥주(1캔)**

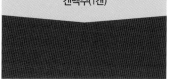

1063 kcal

단백질	32.6g
지질	33.0g
탄수화물	129.7g

돼지조림덮밥에 이어 버터치킨카레까지 모두 고칼로리다. 버터치킨카레는 밥과 버터가 많이 들어가기 때문에 칼로리양이 높아진다. 가능하면 하루 한 끼만 먹도록 한다.

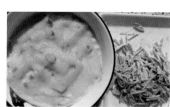

**마카로니그라탱,
우엉샐러드**

마카로니그라탱 빼기

128 kcal

단백질	1.5g
지질	10.4g
탄수화물	8.8g

아침과 점심에 든든하게 먹었으므로 저녁에는 우엉샐러드만 먹도록 한다. 마카로니와 화이트소스로 만든 그라탱은 지질과 탄수화물을 많이 함유하고 있으므로 피해야 하는 메뉴 중 하나다.

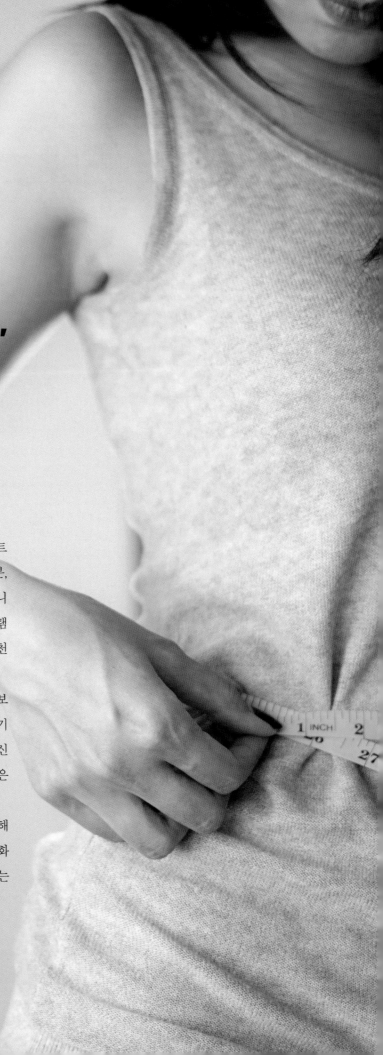

에필로그

당신도 잘록한 허리라인, 굴곡 있는 힙라인, 매끈한 다리라인을 가질 수 있습니다

이 책에서는 예쁜 허리라인을 만드는 데 특화한 근육 트레이닝과 식사법에 대해 소개해드렸습니다. 하루 10분, 언제 어디서나 따라하기 쉽도록 프로그램을 구성했습니다. 무엇보다 매일 꾸준히 실천할 것을 전제로 프로그램을 구성했기 때문에 작심삼일에 그치지 말고 매일 실천해볼 것을 권합니다.

한 번에 무리하지 말고 일단 몸부터 조금씩 움직여보세요. 시작을 했다는 것만으로도 예쁜 허리라인 만들기 성공에 한걸음 다가간 것입니다. 동작이 어려우면 자신에게 가능한 운동 하나만 해도 좋고, 피곤할 날에는 낮은 난이도의 스트레칭만 해도 괜찮습니다.

'한 개밖에 못 했네…'라고 생각하기보다는 '한 개나 해냈어!'라고 긍정적으로 생각하시기 바랍니다. 몸이 변화되면 자신의 몸에 더 애착이 생겨 '조금만 더 해보자!'는 생각에 목표가 명확해지며 기분도 좋아질 것입니다.

여러분도 오늘 시작해보세요!

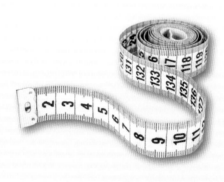

옮긴이 김민정

성신여자대학교에서 일문과를 졸업하고 한국외국어대학교 동시통역 대학원 한일과를 졸업했다. 또한 일본 게이오대학 국제센터 일본어일본문화과정 수료했으며 KBS 방송아카데미 일어번역작가반 수료했다. 현재 번역에이전시 엔터스코리아 출판기획 및 일본어 전문 번역가로 활동하고 있다. 주요 역서로는 《채소는 약》《여배우 다리 만들기》《엉덩이 UP 다이어트》《운동 없이 요요 없이 100% 다이어트》《영양제 처방을 말하다》《힐링 다이어트》등 다수가 있다.

예쁜 허리라인 만들기

초판 1쇄 발행 2020년 12월 30일

지은이 타마키 다츠히코
펴낸이 정덕식, 김재현
펴낸곳 (주)센시오

출판등록 2009년 10월 14일 제300-2009-126호
주소 서울특별시 마포구 성암로 189, 1711호
전화 02-734-0981
팩스 02-333-0081
전자우편 sensio0981@gmail.com

기획·편집 이미순, 심보경   **외부편집** 강미선
마케팅 허성권, 서혜경   **경영지원** 김미라
디자인 유채민

ISBN 979-11-90356-98-5 03510

소중한 원고를 기다립니다. sensio0981@gmail.com